RM

Der Autor

Privatdozent Dr. med. habil. Thomas Klyscz, Jahrgang 1963, verheiratet, drei Töchter, ein Golden Retriever Sammy. Nach dem Abitur in Dortmund studierte er Humanmedizin in Aachen und Tübingen. Auslandsaufenthalte an Kliniken und Hochschulen in der Schweiz, in England und in den USA schlossen sich an. Nach beruflicher Tätigkeit und Promotion in der Inneren Medizin absolvierte er die Facharztausbildung zum Dermatologen und habilitierte an der Universität Tübingen, wo er auch mehrere Fachbücher verfasste. Seitdem ist er im schönen Bayerischen Wald zu Hause, wo der leidenschaftliche Hobby-Erfinder seiner Praxistätigkeit nachgeht.

Der Illustrator

Erich Rauschenbach, 1944 in Lichtenstein/Sachsen geboren, lebt seit 1953 in Berlin. Er studierte bis 1969 an der PH und bis 1973 an der Hochschule der Künste in Berlin, seither ist er freiberuflich in Berlin tätig. Er gehört zu den bekanntesten und erfolgreichsten deutschen Cartoonisten. Über 30 Buchveröffentlichungen nennt er sein eigen, darunter befinden sich einige Bestseller.

Neues vom Doc!

Kuriose Geschichten aus Medizin und Forschung

Priv. Doz. Dr. med. habil.

Thomas Klyscz

Cartoons von Erich Rauschenbach

1. Auflage, März 2012

ISBN 978-3-943775-00-6

Wissenswertes, Neuigkeiten und Bezugsquellen des Buches:

www.neuesvomdoc.de

Impressum

Verlag & Vertrieb:	RM-Medienagentur UG, www.rm-medienagentur.de
Herausgeber:	Procellgo Unternehmergesellschaft
Autor:	Privatdozent Dr. med. habil. Thomas Klyscz
Lektorat:	text.inhalt.form – Dr. Barbara Polaczek
Illustrationen:	Erich Rauschenbach, www.erich-rauschenbach.de
Gestaltung & Layout:	RM-Medienagentur UG, Matthias Meyer (Leitung), Nadine Hörmann
Druck:	erhardi GmbH

ISBN 978-3-943775-00-6
1. Auflage, März 2012

Bibliografische Information Der Deutschen Bibliothek
Die Deutsche Bibliothek verzeichnet diese Publikation in der Deutschen Nationalbibliografie; detaillierte bibliografische Daten sind im Internet über www.dnb.ddb.de abrufbar.

Wichtiger Hinweis für den Leser:
Durch Forschung und klinische Erfahrungen unterliegen die Erkenntnisse in Medizin und Naturwissenschaften einem beständigen Wandel. Der Autor hat sorgfältig geprüft, dass die in diesem Werk getroffenen therapierelevanten Aussagen und Angaben dem derzeitigen Wissensstand entsprechen. Hierdurch wird der Leser dieses Werkes jedoch nicht von der Verpflichtung entbunden, ggf. auch anhand anderer Werke zu diesem Thema zu prüfen, ob die dort getroffenen Aussagen und Angaben von denen in diesem Werk abweichen. Der Leser trifft seine Therapieentscheidung in eigener Verantwortung. Ggf. erwähnte Produktnamen sind geschützte Marken oder eingetragene Markenzeichen der jeweiligen Eigentümer, Unternehmen oder Organisationen, auch wenn sie im Einzelnen nicht ausdrücklich als solche gekennzeichnet wurden.

Es ist oft wundersam,
was einem im Leben begegnet –
nehmen Sie es auf jeden Fall mit Humor!

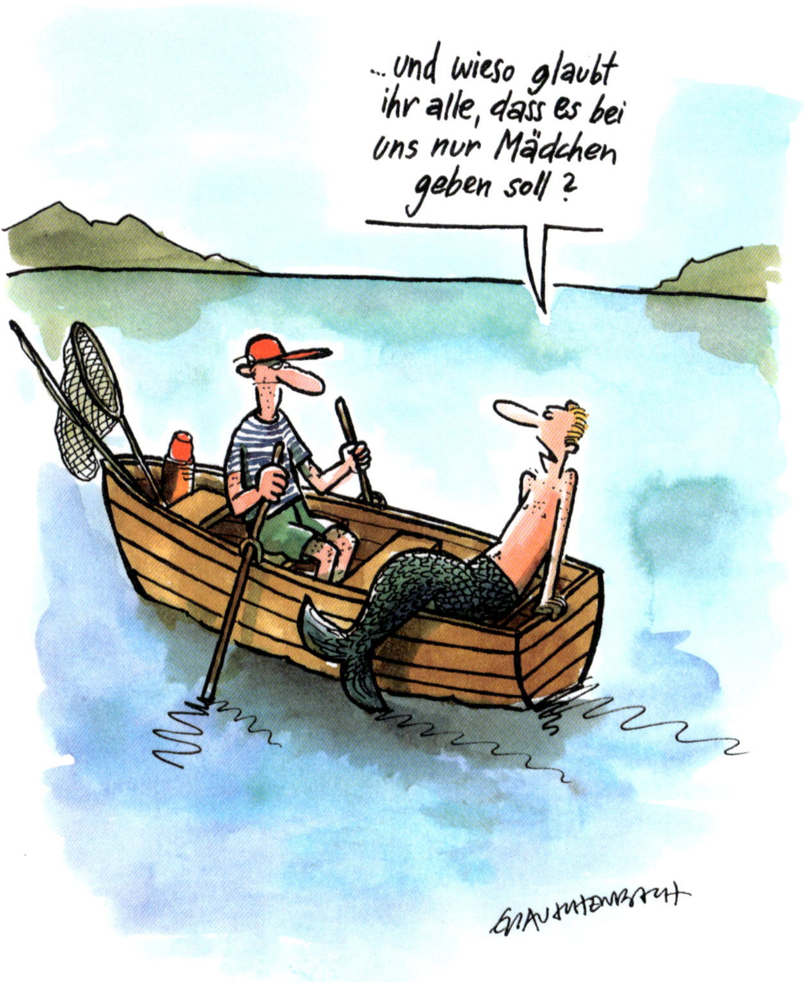
...und wieso glaubt ihr alle, dass es bei uns nur Mädchen geben soll?

Inhaltsverzeichnis

Vorab:

Im Text sind einzelne Begriffe farbig markiert. Bitte beachten Sie dazu die Hinweise im „Beipackzettel“ (Seite 145) des Buches.

Sprechstunde 1:

Mein Körper
– Das unbekannte Wesen

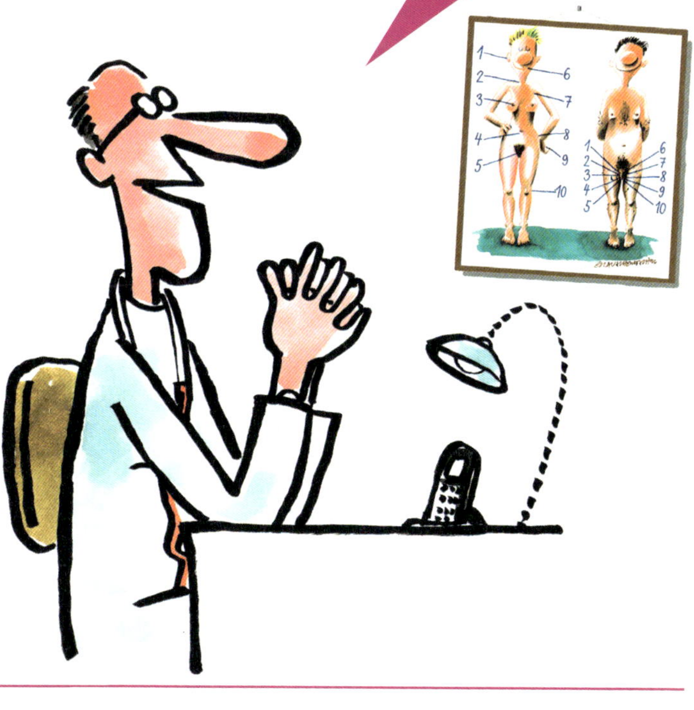

Das Methusalem-Komplott

ICE Basel–Frankfurt. Bordrestaurant. Ich bestelle mir zum Salat einen guten Rotwein. Wie Mr. Bean auf Reisen habe ich mir noch ein bisschen original griechisches Olivenöl und ein paar Knoblauchzehen vom Freiburger Bauernmarkt mitgebracht und gebe beides samt Oliven nun mit einer hochgradig pathetischen Geste über diese kulinarische Kreation auf Schienen. Es kann doch gar nicht gesund genug sein – so ein Essen! Noch etwas Tsatsiki und ein Stückchen Baguette und genießerisch wünsche ich meinem mir unbekannten Gegenüber auch einen guten Appetit. „Sieht ja sehr lecker aus und soooo gesund!", sagt er und ich nehme dabei ein schelmisches Grinsen seinerseits wahr. „Ja", meine ich, „die original griechische Küche schenkt bekanntlich die längste Lebenserwartung in Europa! Gut, dass es die medizinische Statistik gibt." Mein Gegenüber verschluckt sich fast vor Lachen an seiner Geflügelkeule – sein Gesicht läuft schon hochrot an und er ringt bedrohlich um Luft. Ein kleines Kind würde ich jetzt bei den Füßen nehmen, Kopf nach unten und dann einen Klaps auf den Rücken – hätte er auch verdient für seinen mangelnden Respekt vor meinem ernährungsmedizinischen Wissen –, und schon wäre der Brocken aus der Luftröhre draußen. Bei jemandem mit knapp zwei Metern Größe ist das etwas schwieriger. Also sause ich sofort um seinen Sitz herum, um den Heimlich-Griff einzusetzen, der übrigens nach seinem gleichnamigen Erfinder und nicht nach ruchbaren Machenschaften benannt ist: meine Hände von hinten auf seinen Bauch legen, eine Hand zur Faust ballen und diese mit der anderen impulsartig unter den Rippenbogen drücken, um die Atemwege frei zu bekommen. Bevor es aber so zum ultimativen Auswurf der Hähnchenkeule kommt, berappelt sich mein unbekannter Mitreisender noch von selbst. Dankbar für meinen Rettungsversuch stellt er sich als Leiter eines Heidelberger Gentechnik-Unternehmens vor. Sein Fachgebiet sei die Geriatrie, also die Altersforschung. In unserem Erbgut gibt es sogenannte Telomere, erzählt er mir. Das sind so etwas wie winzige Seile, die unser Erbgut bei der Teilung der Zelle zur Seite ziehen. Dann schnürt sich die ursprüngliche Zelle in zwei Tochterzellen und das halbierte Erbgut ergänzt sich wieder zu einem neuen Ganzen: Aus eins mach zwei. So wachsen wir und so regenerieren sich auch unsere Organe Tag für Tag, wie zum Beispiel der Darm, wobei wir wieder beim Essen wären.

So wie ein Schiff im Hafen mit langen Tauen an der Kaimauer festgemacht wird und erst dann wieder ausläuft, wenn es ent- und beladen wurde, so spielen die Telomere, diese winzigen, aber langen „Seile", eine lebenswichtige Rolle für jeden von uns. Nicht zuletzt beim Älterwerden. Er zeigt mir das Bild von zwei Frauen, die kürzlich für die Erforschung der Telomere den Nobelpreis erhalten haben. Eine davon kennt er sogar persönlich. „Mensch, sehen die aber alt aus!", entfährt es mir beim Blick auf das Foto aus Oslo. „Dabei sind sie doch erst so um die Mitte 40", sage ich zu ihm. „Ja, ja, jeder Mensch altert unterschiedlich. Das elterliche Erbgut spielt dabei eine entscheidende Rolle.“ „Soll ich mal einen Gentest machen lassen aufs Alter?“, frage ich ihn weiter. „Gehen Sie lieber mal auf eine Familienfeier, blättern im Fotoalbum und schauen sich alle Ihre Vorfahren und Verwandten an, dann wissen Sie, was in etwa auf Sie zukommt! Das Geld für einen Test können Sie sich sparen.“, antwortet er mir. Trotz der anfänglichen Unstimmigkeiten verstanden wir uns fortan wirklich prächtig!

Dann fährt er fort: „Und nun zu dem mysteriösen Methusalem-Gen in Griechenland. Im Auftrag eines großen amerikanischen Investors bin ich mit einem Expertenteam unseres Forschungsinstitutes nach Griechenland gereist, um bei den vielen dort lebenden Hundertjährigen herauszufinden, was der Schlüssel zu langem Leben ist! Weil fast alle der über Hundertjährigen in kleinen abgelegenen Dörfern daheim sind, waren wir über Wochen unterwegs, wollten Blutproben nehmen und den Lebensstil erfassen. Leider kam es nicht dazu.“

„Ja, weiter?“, bohre ich nach. „Was ist passiert und was ist nun der Schlüssel zu einem langen Leben?“, frage ich ungeduldig. „Was haben Sie herausgefunden?“ „Der Schlüssel zu einem scheinbar sehr langen Leben ist eine fehlende Verwaltung“, antwortet er ruhig. „Aha“, sage ich, „wir sind also überbürokratisiert in Deutschland. Wusste ich es doch gleich, Finanzämter und Behörden verkürzen unser Leben! Meine Intuition sollte mich wohl nicht getäuscht haben. Die Verwaltung ist also schuld! Die Bürokratie!“

„Sehen Sie“, sagt er seelenruhig, „in den armen Dörfern in Griechenland haben die Leute wenig zum Leben. Da zählt jedes Einkommen. Alle im Dorf haben etwas davon.“

„Wovon?" „Wenn die Rente jeden Monat aus Athen kommt." Jetzt blockiert es irgendwie in meinem Kopf, ich verstehe gar nichts mehr: fehlende Verwaltung – Rente – langes Leben …?
„Wir haben laut Geburtsregister annähernd neuntausend uralte Personen ermittelt, die aber längst tot sind und weiterhin Rente bekommen, seit fünf, zehn oder zwanzig Jahren – manchmal auch sogar schon länger. Damit steigen die enorme Rate der vermeintlich Hundertjährigen und automatisch die statistische Lebenserwartung der Gesamtbevölkerung immer weiter an. Keine Verwaltung kontrolliert das so genau mit dem Ableben und folglich werden die Menschen statistisch betrachtet älter und älter … Also wir sind ihnen nicht mehr begegnet!"
„Das ‚Methusalem-Komplott' des Peloponnes", raune ich ahnungsvoll … Jetzt lasse ich meinen Salat warm werden und bin sprachlos. Medizinische Statistik, Ernährungswissenschaft, Bevölkerungswissenschaft – sie alle hatten sich offenkundig seit Jahren geirrt.
Wie können renommierte Alterforscher nur so irren? „Wenn die Wissenschaft dich verlässt, hilft dir allein Dein Glaube", sagte meine weise Großmutter immer. Ich denke daran und meine Miene hellt sich wieder auf. „Jetzt weiß ich, wo ich alt werden möchte!", rufe ich freudig aus, „Jetzt weiß ich es!" Auf die verdutzte Frage meines Gesprächspartners – „Ja wo denn nur?" – gibt es nur eine Antwort: „Dort, wo es ein Leben nach dem Tod gibt und das auch noch mit lebenslanger Rente!" ■

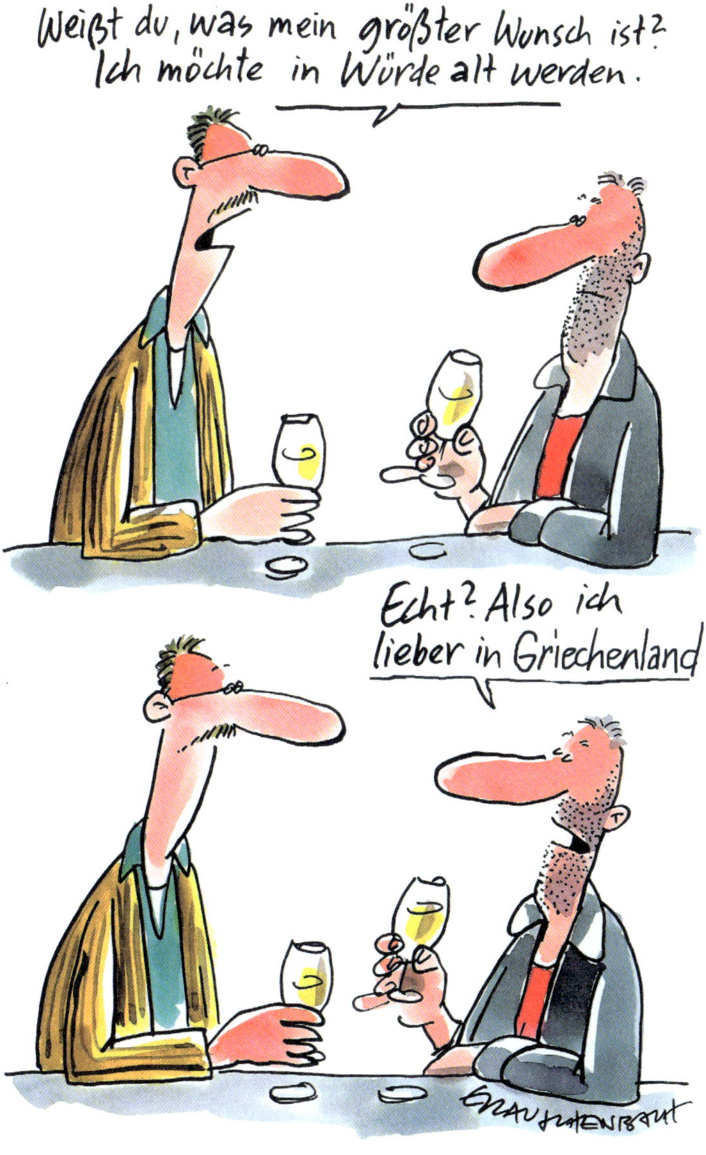
Weißt du, was mein größter Wunsch ist? Ich möchte in Würde alt werden.
Echt? Also ich lieber in Griechenland
GRAUPNAENBAUM

TCM-Performance: Stich mich, erhitze mich und verrenke mich!

Schmerz lass nach! Die 99. Umzugskiste war wohl die eine zu viel gewesen. Falsch gegriffen, abgerutscht und dann ist es schon passiert. Wie soll ich morgen wieder in der Praxis stehen und operieren? Alle orthopädischen Kollegen auf Fortbildung – beim Kongress auf Ibiza.

Meine Arzthelferin hat einen super Tipp: chinesische Medizin. Genauer gesagt traditionelle chinesische Medizin, abgekürzt TCM. Erst bin ich skeptisch, weil die Produkte eines großen deutschen Kaffeerösters ja auch unter dem TCM-Logo firmieren. Und wenn ich eines jetzt nicht brauche, dann ist es eine kräftige Röstung. Aber was kümmert es mich die Bohne, wenn der Schmerz mir fast das Bewusstsein nimmt – dann bist du wirklich zu allem bereit. Ganz in unserer Nähe gibt es eine deutsche Klinik für chinesische Medizin. Am Eingang stehen zwei bayerische Löwen. „Haben die Chinesen jetzt auch schon Bayern aufgekauft?", frage ich mich noch beim Reingehen. Bisher wusste ich das nur von Amerika. „Der späte Triumph im ideologischen Kampf von Kommunismus und Kapitalismus: Die armen Amerikaner hängen jetzt am Finanztropf der Chinesen", denke ich. „Hoffentlich drehen die Chinesen ihnen nicht diese lebenswichtige Infusion ab!" (Ärzte denken immer nur an Medizin. Egal wo sie sind. Egal bei welcher Party. Immer nur Medizin in Kopf. Das macht sie so besonders – „besonders anstrengend", sagt meine Frau, und die wird es nach achtzehn Ehejahren ja wissen.) Egal. Heute mal keine Zeit, um

Weltpolitik zu machen. Drinnen liegt der sanfte Duft von Räucherstäbchen in der Luft. Teehausatmosphäre. Jasmintee. Grüner Tee. Dampfende Kräutersuppen. „Wir bringen Sie gleich in die Ambulanz“, sagt die Sekretärin. „Der Chefarzt ist noch auf Visite“.

Ein liebenswerter chinesischer Arzt mit einer großen Zahnlücke nimmt mich in Empfang. Mangels chinesischer Sprachkenntnisse zeige ich mit der Hand auf Hals und Rücken und wir verstehen uns auch ohne Mandarin. Dann geht es los: Mit gezielten Klopfbewegungen lockert er meine Muskulatur, wie man es in der Küche mit dem Fleischhammer und dem Schnitzel macht. Die Nadeln, die er für die Akupunktur bringt, sehen nicht so zierlich aus wie diejenigen, mit denen ich sonst Blut abnehme. Sie ähneln eher Schaschlikspießen. „Warum ins Bein stechen, wenn die Schmerzen doch im Rücken sind?“, denke ich noch. Aber: Das Chi soll fließen. Der Arzt drückt an der Hand auf einen Punkt zwischen Daumen und Zeigefinger. Ich könnte vor Schmerzen – im Rücken – in die Luft gehen, wegen der Schmerzen aber geht mir fast die Luft aus. Was will er jetzt noch mit dem Feuerzeug? Doch noch die TCM-Röstung, die ich umgehen wollte? Unter kopfüber gehaltenen Cocktailgläsern erzeugt er heiße Luft mit seinem kleinen Flammenwerfer und setzt die frisch erhitzen Glasgefäße auf meinen Körper. Wie durch einen Sog wird meine Haut nach außen gezogen. Ich wusste bisher gar nicht, wie dehnungsfähig Haut sein kann!

Wie ein überdimensionierter Seeigel sehe ich jetzt aus auf der TCM-Liege, garniert mit einer Nadel hier und einer Nadel dort. Plups – mein Körper spuckt eine förmlich aus.

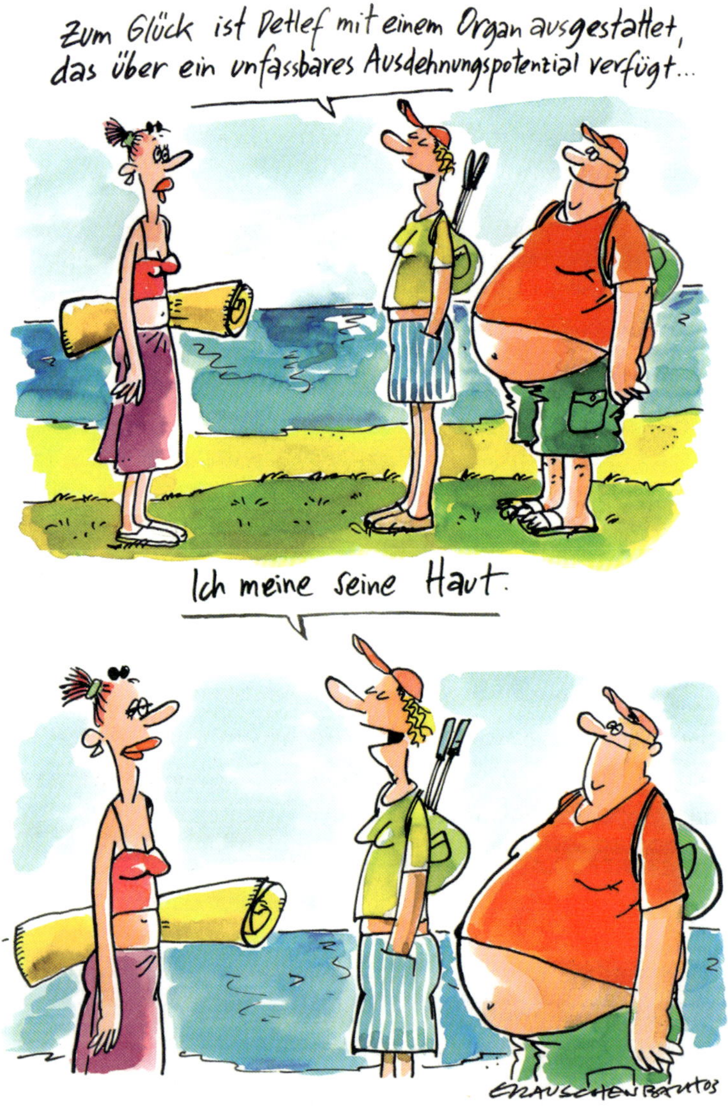
Zum Glück ist Detlef mit einem Organ ausgestattet, das über ein unfassbares Ausdehnungspotenzial verfügt …
Ich meine seine Haut.

Zuviel Chi. Yin und Yang sind nicht in Ordnung! So was wie mit der Nadel hatte ich zuvor noch nie gesehen. Erst will sie nicht in die Haut rein und dann wirft meine Haut die Nadel regelrecht heraus. Was für Kräfte! Dann zündet der chinesische Kollege eine Kräuterzigarre namens Moxa an und setzt den heißen Pflanzendreh mit einer gewagten Konstruktion aus Stäbchen auf meine Fußsohle. Davor aber macht er noch schnell im Vorbeigehen ein paar Lungenzüge und lächelt süß durch eine blaue Wolke aus medizinischem Rauch. „Jetzt fehlt nur noch eine Wasserpfeife mit Apfelaroma," denke ich, „dann ist das Glück wirklich komplett!" Während ich in Trance verfallen bin, renkt er mir Augenblicke später unter Kung-Fu-ähnlichen Geräuschen die blockierten Brustwirbel wieder ein.

Wie durch ein Wunder stehe ich am nächsten Tag am OP-Tisch, als wäre nie etwas gewesen. An dieser Stelle nochmals ein dickes Dankeschön an meinen Kung-Fu-Doktor! Wie war noch sein richtiger Name gewesen? Vor dem Abschied aus der Klinikambulanz hatte mir mein sympathischer TCM-Retter noch seine chinesische Visitenkarte mit der deutschen Übersetzung überreicht. Erst jetzt komme ich dazu, sie aufmerksam zu lesen, und staune nicht schlecht:

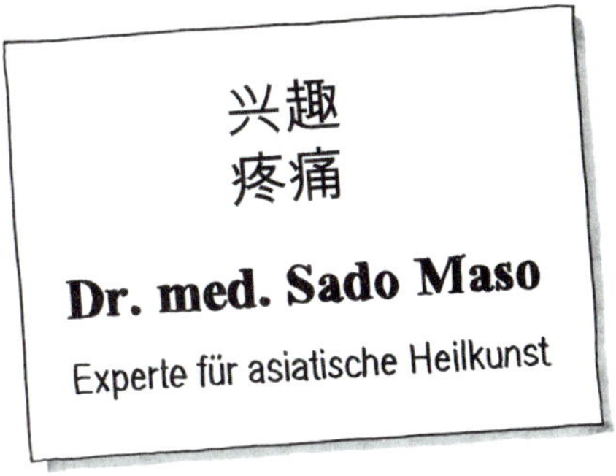
兴趣
疼痛
Dr. med. Sado Maso
Experte für asiatische Heilkunst

Arthroskopie – geheilt am Monitor

Es macht schon einen gewaltigen UNTERSCHIED, ob du deine Medikamente aus der Apotheke holst oder ob sie der Internetdienst per Postpaket bei deinem Nachbarn abgibt, den du nicht magst. Du wirst dann nämlich nicht gesund. Er, der Nachbar, könnte ja etwas manipuliert haben. Außerdem weiß er jetzt, dass du krank bist. Du hast ihm deine wunde Flanke gezeigt. Bisher habt ihr immer nur um den letzten freien Parkplatz vor dem Haus gekämpft – jetzt aber geht es an die Substanz!

Also besser doch wieder in die Apotheke und bei der netten Apothekenhelferin dein Herzmedikament abholen. Persönlich überreicht. Wie sie dich anlächelt! Da schlägt gleich das Herz höher! Und der erhöhte Blutdruck sinkt plötzlich auf Normalwert. Du nimmst extra nur die kleine Packungsgröße, damit du sie in der kommenden Woche wiedersiehst! Du weißt schon, wen ich meine: die große Blonde mit dem Strahlelächeln. Komme mir nur keiner mit dem Preisvorteil und der günstigen Großpackung aus dem Internet! Nicht mit mir! Ich will ja gesund werden!

Ich selbst kenne das Phänomen von den jahrelangen Visiten in der Uni-Klinik. Du hast sieben Tage die Woche alles für deinen Patienten gemacht, kommst deshalb manchmal erst um Mitternacht heim. Und dann erscheint ein Mal pro Woche der Klinikchef für zwei Minuten auf Visite. Der Patient strahlt ihn förmlich an: „Schön, dass Sie kommen, Herr Professor! Jetzt

geht es mir gleich schon viel besser!" Wie ist das nur möglich? Der Chef hat doch nur gefragt: „Wie geht es Ihnen?"
An unserer damaligen Klinik haben mehrere Kollegen eine Akupunkturstudie zur Durchblutungsförderung gemacht. Sie haben die Patienten genadelt, um Triggerpunkte der Durchblutung zu treffen, und siehe da: es half. Die Durchblutungsstörung der chronisch kalten Hände, die lautsprachlich so tönt wie ein französischer Automobilkonzern, wurde besser und besser. Dann haben sie weitere Arztkollegen bei einer Kontrollgruppe mit gleichen Beschwerden eingesetzt. Diese hatten gar keine Akupunkturausbildung, aber haben immerzu so getan, als wenn dem so wäre: Sie haben ebenfalls sorgfältig die Nadeln gestochen, jedoch an willkürlich gewählten Punkten nach dem Zufallsprinzip. Und siehe da: es half auch. Ohne 400 Stunden Akupunkturkurs vorher und ohne Aufenthalt in China. Die Wirkung war in verblüffender Weise ähnlich – nicht identisch, aber doch sehr stark vergleichbar!

Was sagen uns diese drei Beispiele? Die persönliche Zuwendung eines Arztes bei der Akupunktur, eines charismatischen Chefarztes oder einer charmanten Apothekenhelferin setzen ungeahnte Heilungskräfte frei! Der Therapeut als Droge – was sagt wohl die Drogenbeauftragte der Bundesregierung dazu? Besteht krankhaftes Suchtpotential? Herr Doktor – ich bin süchtig nach Ihnen?
Auf die Spitze getrieben haben dieses Phänomen Orthopäden, die bei Patienten mit Knieproblemen eine Arthroskopie, also eine Kniespiegelung vorgenommen haben.[1] Bei betäubtem

Knie haben sie bei den Patienten imaginäre Kniespiegelungen durchgeführt. Den jeweiligen Patienten haben sie über die Einspielung eines zuvor bei einem anderen Patienten aufgenommen Videos am Monitor glauben gemacht, es werde gerade in seinem Knie herumoperiert. Alles nur Fake! Alles nur Show! Nichts wurde gemacht außer der Eindruck, es werde etwas gemacht. Es fand alles nur virtuell statt. Unter und hinter dem aufgespannten grünen Tuch auf dem OP-Tisch liegend, sah der Patient die Ärzte werkeln und nahm alles für bare Münze.
Nach Abschluss dieser Pseudo-Operationen, welche die Patienten als ganz reale operative Eingriffe empfanden – ohne dass bei Ihnen außer der Einspielung der Bilder am Monitor etwas gemacht worden war –, waren genauso viele Patienten beschwerdefrei wie bei den wirklich operierten. Und das sogar noch zwei Jahre später bei einer Nachkontrolle der beiden Gruppen – wow!

Heilung findet nicht zuletzt auch immer im Kopf statt. „Medicus curat, deus sanat“, sagt eine alte Weisheit. Der Medikus kuriert, Gott heilt! Wenn der Chef der Barmer Krankenkasse Alarm schlägt, dass in Zukunft jeder zweite Deutsche ab vierzig mindestens eine künstliche Hüfte braucht und dass das nicht mehr finanzierbar ist, dann bleibt also am Ende nur der Trick mit der Hüft-OP am noch anzuschaffenden Barmer-OP-Simulator. Was das Ganze an Einsparungen im Gesundheitswesen einbrächte! (Aber psssst! Bitte nicht weitersagen, es wirkt ja nur, wenn Sie es nicht wissen! Also absolut vertraulich behandeln, versprochen!)

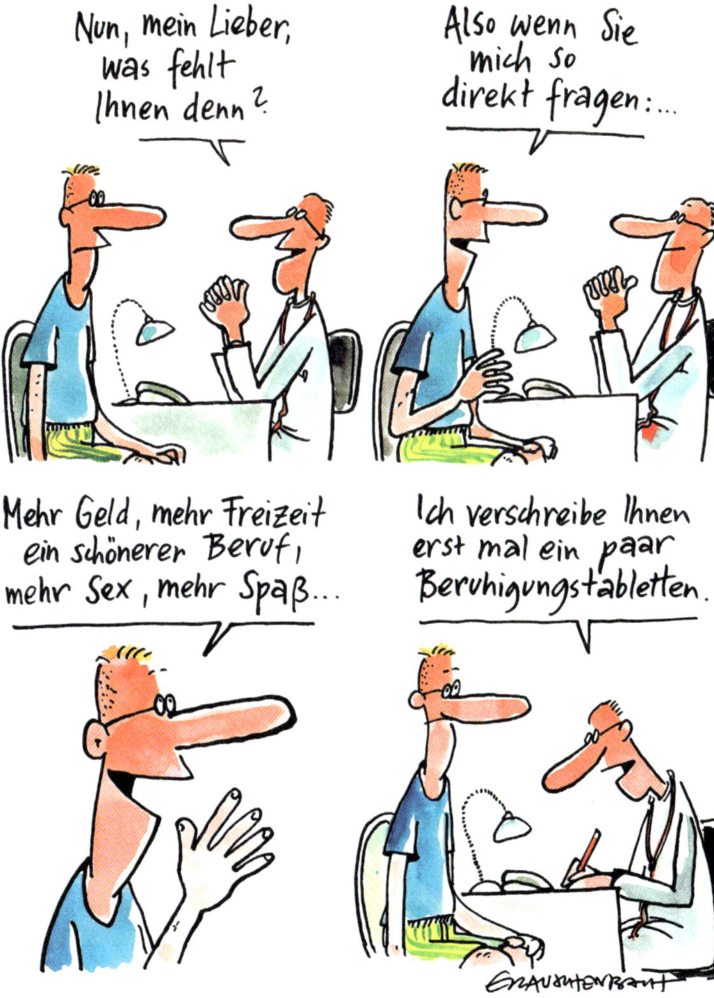
Nun, mein Lieber, was fehlt Ihnen denn?
Also wenn Sie mich so direkt fragen: ...
Mehr Geld, mehr Freizeit ein schönerer Beruf, mehr Sex, mehr Spaß...
Ich verschreibe Ihnen erst mal ein paar Beruhigungstabletten.
GRAUSHTERBAUM

Aber wenn Sie das nächste Mal von einer Operation aus dem Krankenhaus kommen, dann schauen Sie mal nach der Narbe. Wenn keine da ist, wurden Sie vielleicht schon virtuell operiert … ■

[1] Wer die Untersuchung wirklich lesen will, der findet sie hier:
J. Bruce Mosley u. a., A Controlled Trial of Arthroscopic Surgery for Osteoarthritis of the Knee, in: The New England Journal of Medicine 347 (11. Juli 2002). S. 81–88.

... und die Mitochondrien schenkt dir Mutti!

Zum Faszinierendsten, was unser Körper aufzubieten hat, zählen für mich die Mitochondrien. Es sind unsere Energiekraftwerke, die einen universellen Körperkraftstoff herstellen, das ATP. Dieses Adenosintriphosphat ist eine Art Universalenergie für den Jumbo in uns! Sie wird überall dort zur Verfügung gestellt, wo wir den Extra-Kick im Körper brauchen. Je mehr Bedarf, umso mehr Produktion. Herzmuskelzellen verfügen beispielsweise über einen Volumenanteil von sechsunddreißig Prozent Mitochondrien!

Wer die Mitochondrien verstanden hat, versteht zentrale Fragen unserer Zeit, unserer Vergangenheit und Zukunft. Sie sind für mich einer der Schlüssel für unser weiteres Leben! Für ein erweitertes Verständnis von Krankheiten und Heilung. Nur durch sie sind wir lebensfähig.

Diese Mitochondrien-Energiekraftwerke ähneln biologisch betrachtet sehr stark der Struktur von Bakterien. Und heute wissen wir, dass irgendwann, sehr weit zurück in der Menschheitsgeschichte, der Mensch die Mitochondrien zu seinen Energiesklaven gemacht hat. Ob es freiwillig war, ob es eine Beziehungskiste in gegenseitigem Einvernehmen war, eine Symbiose – wir wissen es nicht und werden es wohl auch nie ganz genau erfahren. Heute würde man es ein Joint Venture nennen.

Diese Zellorganellen versorgen uns nun in jedem Augenblick mit unvorstellbar viel Energie. Gibt es solche Energie eigentlich sonstwo in der Natur? Ja. Wenn Sie an einem lauschigen Sommerabend auf der Terrasse sitzen und ein Glühwürmchen vorbeikommt, dann sehen Sie es leuchten. Ein Faszinosum. Ein kaltes Licht, das nicht die Umgebung erwärmt und doch hochenergetisch ist. Die echte Energiesparlampe der Zukunft! Eine geniale Reaktion.

Viele tausend Mal kleiner entsteht in weitläufig vergleichbarer Form in den Mitochondrien, die ehemals freilebende „Lichtbakterien“ waren, Energie für unseren Körper. Die Mitochondrien sind nicht mehr wegzudenken und durch nichts, aber auch wirklich nichts anderes zu ersetzen.

Vergessen Sie, was Sie in der Schule über die gleichmäßige Verteilung der Gene von Vater und Mutter gehört haben, denn die Natur hat ihre eigenen Regeln aufgestellt. Im Schwanz des Spermiums werden die väterlichen Mitochondrien nur noch als Raketen-Antriebsstufe gebraucht. Sie befördern wie eine erste Raketenstufe die Spermien erst mal in eine höhere Umlaufbahn. Es wird ernst, wenn der Kopf des Spermiums mit seinen genetischen Informationen in die weibliche Eizelle eindringt. Dann wird der Spermienschwanz abgestoßen und die Mitochondrien, die ab da weitergegeben und weitervererbt werden, sind nur noch die von der eigenen Mutter!

Das Kind hat also immer Muttis Mitochondrien an Bord und nicht Papas, ob ihm das passt oder nicht. Protest nutzt nichts, die Natur wird sich schon was dabei gedacht haben! Nur in sehr vereinzelten Fällen haben Genetiker männliche Mitochondrien bei Kindern gefunden – die Blaue Mauritius der Genforschung sozusagen.

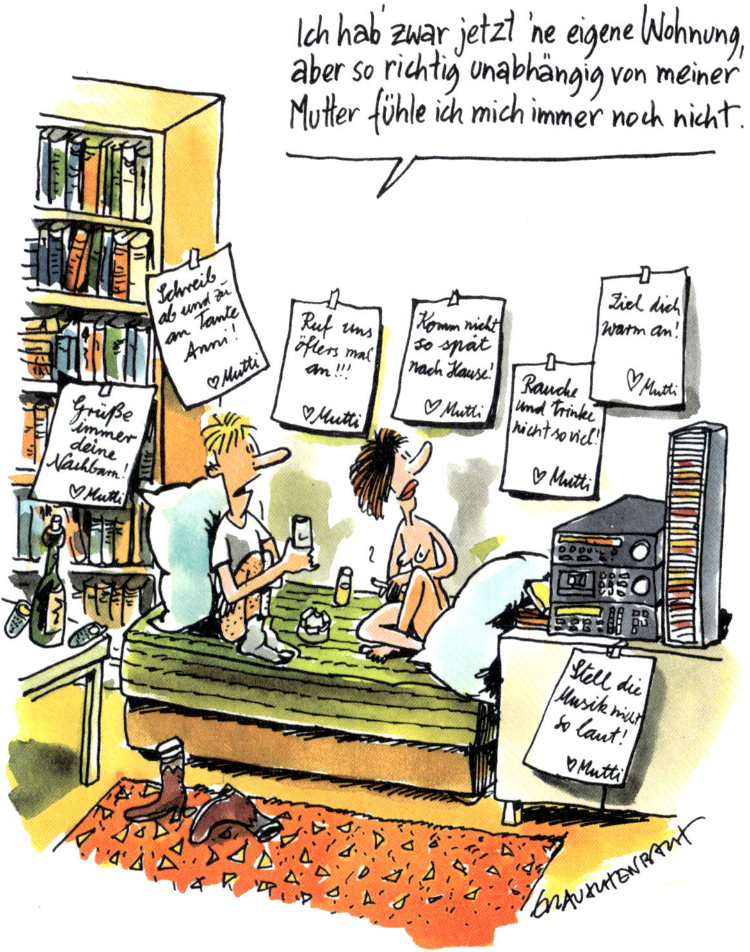
Ich hab' zwar jetzt 'ne eigene Wohnung, aber so richtig unabhängig von meiner Mutter fühle ich mich immer noch nicht.
Schreib ab und zu an Tante Anni! ♥ Mutti
Grüße immer deine Nachbarn! ♥ Mutti
Ruf uns öfters mal an!!! ♥ Mutti
Komm nicht so spät nach Hause! ♥ Mutti
Rauche und trinke nicht so viel! ♥ Mutti
Zieh dich warm an! ♥ Mutti
Stell die Musik nicht so laut! ♥ Mutti

Diese weitervererbten Mitochondrien haben außer Mamas Erbgut dann aber immer noch ca. drei Prozent eigenes Bakterienerbgut. Eigentlich unvorstellbar! Wir bilden uns immer ein, unser Kind hätte unser Erbgut wie ein Exklusivrecht, dabei wird zugleich ein Teil Erbgut archaischer Bakterien weiter mitvererbt – und das ist auch gut so, damit wir funktionieren können!

Mein lediger Freund Andy sitzt mir mit leuchtenden Augen gegenüber: „Tommy, das ist ja alles hochinteressant, aber was bedeutet das jetzt konkret für mich?"

Eine alte Heiratsregel sagt: Sieh dir erst die Mutter an, denn der Apfel fällt nicht weit vom Stamm. Konkret heißt das: Die Mitochondrien, die uns Power geben, Energie, unser Antrieb für den Körper – sie kommen immer von der Mutter, in diesem Fall von der der Angebeteten. Diese Erkenntnis ist so etwas wie der Urknall der modernen Genetik. Andy meint: „Das habe ich jetzt verstanden. Es heißt ja auch, ich bin total verknallt!" ■

Die Fettzelle vergisst nichts

Solange es Medizin gibt, versucht der Arzt, seine ärztliche Kunst weiterzuentwickeln. Auch die Ästhetik prägt eine ganze Generation und Nation. Wenn sich Steffi Graf, Sandra Maischberger und viele andere begegnen, so verbindet sie nicht zuletzt die Ästhetik der wunderschönen Nase! Während die plastische Nasenoperation mit Korrektur der Scheidewand den betroffenen Frauen mehr Atemvolumen verleiht, atmen Männer tiefer, wenn sie auf ästhetische Tatsachen der Silikonindustrie blicken, die ihnen gerade gegenüberstehen. So ist der Odem des Lebens auf die beiden Geschlechter verteilt.

Nun gibt es außer den Stars und Sternchen, die verdammt gut aussehen wollen, auch noch Menschen wie du und ich. Und manch junges Mädchen hatte einfach Pech, als es um die Körperproportionen ging. So hatten wir an der Uni-Klinik in den 90er Jahren (des 20. Jahrhunderts) eine total sympathische junge Frau voller Verzweiflung in der Ambulanz. Obwohl man doch immer sagt, man sieht nur mit dem Herzen gut und es kommt auf den Charakter an und nicht auf die Verpackung, war sie seit Jahren unfreiwillig solo. Am Charakter lag es nicht und am Herzen erst gar nicht. Selten habe ich einen solch liebenswerten Menschen getroffen. Die Mutter Natur hatte ihr aber jeglichen Brustansatz verweigert und alles Fett stattdessen dort deponiert, worauf man Platz zu nehmen pflegt.

Nun begannen unsere Überlegungen: Warum sollten wir nicht wie ein Künstler bei einer Skulptur etwas Material von hier

nach dort bringen? Die Brust besteht bekanntlich aus Fettzellen und der Popo ebenso. Also gesagt, getan. Mit einem OP-Team wurde in mehreren Sitzungen das überschüssige Fett am Po abgesaugt, gewaschen und aufbereitet. Der Maschinenpark erinnerte fast an eine Herztransplantation. Vorsichtig wurde Gramm um Gramm gewaschenes Fettgewebe durch den leitenden Operateur und Professor vorsichtig in den Brustbereich transferiert und eine wunderschöne symmetrische Brust aufgebaut, so kunstvoll, als sei der Schöpfer selbst am Werke. Nach der dritten Operation binnen vier Wochen stand eine strahlend schöne Frau vor uns, deren optisches Erscheinungsbild nun auch die inneren Werte widerspiegelte. Eine mögliche Finalistin bei Heidis Topmodel! Uns erreichten danach Grußkarten von ihr aus aller Welt – es gab viel nachzuholen an den Stränden von Rio, Hawaii und Saint-Tropez.
Sechs Monate später kamen die Grußkarten plötzlich aus der norddeutschen Tiefebene. Bei der klinischen Kontrolle glaubte ich meinen Augen nicht zu trauen: Vor mir stand unsere Postkarten-Patientin, wie wir sie inzwischen nannten. Ihr Erscheinungsbild war wie ganz zu Anfang bei uns in der Sprechstunde: vorn nichts und hinten alles. Wir vereinbarten, das operative Vorgehen nochmals zu wiederholen – danach sollte es aber keine Flugreisen mehr geben (man weiß ja nie, was einem alles so im Fluge genommen wird) und dafür regelmäßige Kontrolluntersuchungen in der Klinikambulanz.
Zu früh gefreut: Erneut wanderte Fettzelle um Fettzelle aus der Brust dorthin, woher wir sie zuvor geholt hatten, zurück auf den Hosenboden der nackten Tatsachen.

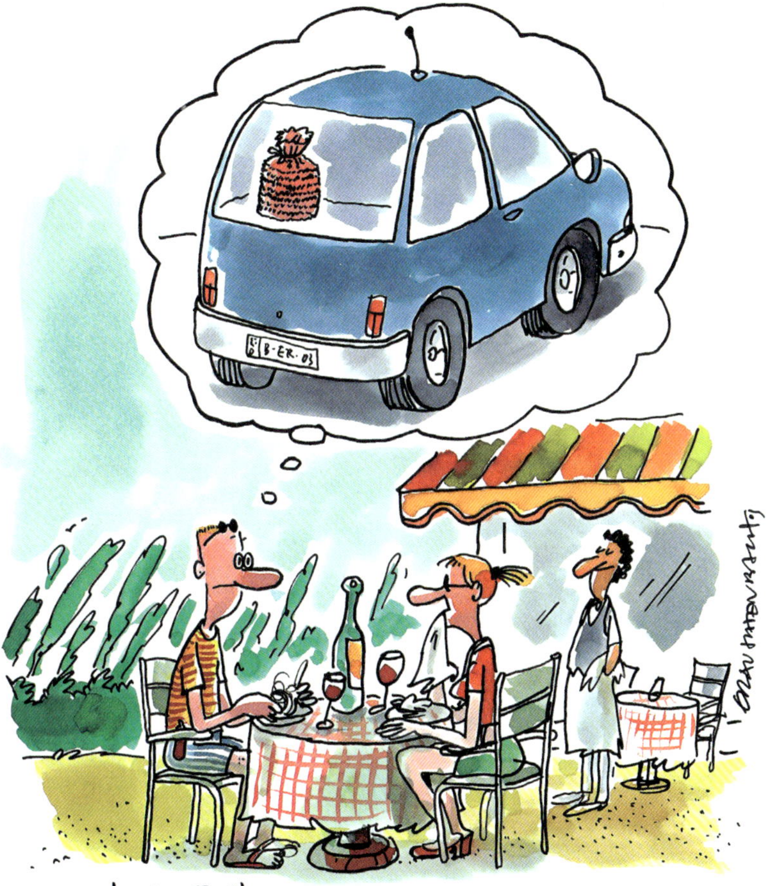

In der Trattoria fiel ihm siedend heiß ein, dass er trotz der Warnung, keine Wertsachen im Auto zu lassen, das nagelneue Geschenk seiner Schwiegermutter vergessen hatte zu verstecken. Und das in Italien!!!

Das ist nun einige Jahre her. Damals waren die Fetttransplantationsidee und das Leider-nicht-Funtionieren derselben eine kleine Revolution in der plastischen Operationstechnik.

Dies erklärt auch ein Phänomen, dass nämlich Menschen mit Reiterhosen (in der Ernährungsmedizin liebevoll „Birnenfrauen“ genannt) oder Bauchkugel („Apfelmännchen“) immer dort zu- oder abnehmen, wo ihre Fettzellen das wollen oder eben nicht. Ein Apfelmännchen wird vom Fettverteilungsmuster her nie ein Birnchen, es bleibt allzeit ein Äpfelchen. Wir lernen ja schon in der Grundschule, dass man Äpfel und Birnen nicht einfach vermischen kann – uraltes Wissen!
Heutzutage wird zwar auch noch am Popo abgesaugt, „oben“ jedoch statt wanderfreudigem „Eigenfett“ lieber ein (hoffentlich sicheres) Silikonkissen implantiert. Denn das Silicon Valley ist ja bis heute auch noch immer da, wo es immer schon war …

Wir haben aus der Erfahrung vor allem eine für uns neue Erkenntnis gewonnen: Nicht nur die Zugvögel ziehen stets zurück in ihre Heimat. ■

„Memory" und die Geschichte von der Backpulver-Allergie

Sie spielen in netter Runde „Memory" und in der Runde sitzt ein Pollen-Allergiker. Alles verläuft völlig entspannt. Plötzlich deckt jemand die Spielkarten mit der Pusteblume auf – und der Allergiker fängt an zu niesen. Alles nur Zufall? Wahrlich nicht! Man nennt das klassische Konditionierung und dazu gab es vor langer Zeit einen Versuchsaufbau in Russland. Als Pawlow'scher Hund hat er in der Verhaltensbiologie Geschichte geschrieben: Mit einem Schlauch wurden von Herrn Pawlow die Verdauungssäfte eines Hundes aus dem Magen abgeleitet. Bekommt der Hund Fressen, produziert er Magensaft. Koppelt man das Füttern mit einem Glöckchen und wiederholt das Zusammenspiel oft genug, bildet der Hund nach einiger Zeit schon Magensaft, wenn er nur das Glöckchen hört, obwohl gar kein Futter da ist.

Der „Memory"-Spieler ist in unserem Versuchsaufbau der Pawlow'sche Hund (aber bitte nennen Sie ihn nicht so!). Er weiß, wenn die Gräser und Pollen der Pusteblume fliegen, wird er sie aus der Nase herausprusten, weil er darauf regiert. Sieht er jetzt das Bild, reagiert der Körper schon, obwohl gar keine Pollen im Raum sind.

Auf der Basis dieser Vorüberlegungen werden Sie gleich verstehen, was unser Gehirn alles mit unserem Körper anstellen kann. Eine ältere Patientin kam vor vielen Jahren in unsere Klinik mit Verdacht auf Backpulverallergie. Nachgewiesenermaßen gibt es klinische, schlimme Backpulverallergien.

In diesem Fall aber wurde nach umfangreichen allergologischen Testungen eine Backpulverallergie vollkommen sicher ausgeschlossen.

Nun leben manche Menschen von besonderer Zuwendung – man nennt das sekundären Krankheitsgewinn –, wenn alle einen für sehr krank und deshalb bemitleidenswert halten. Männer erhalten, wenn sie sichtlich kränkeln, beispielsweise mehr Zuwendung ihrer Frauen als wenn sie gesund sind, und das fördert ein gewisses ungesundes Verhaltensmuster.

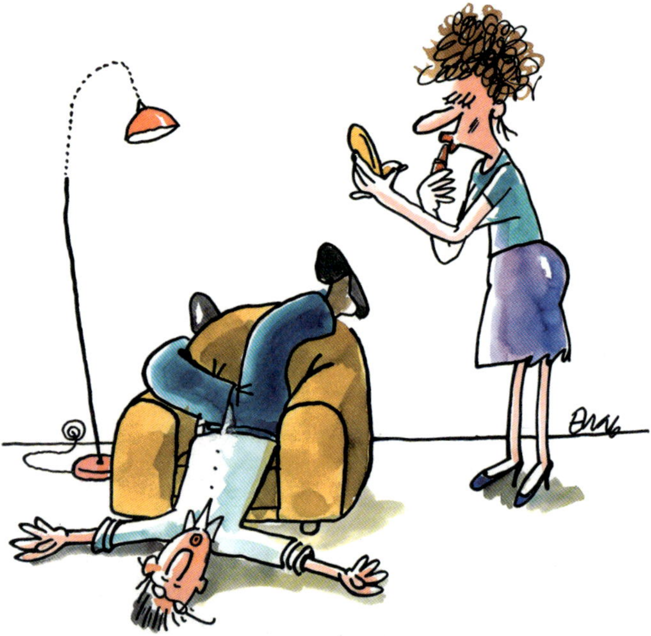

Von Zeit zu Zeit fiel Kurt gekonnt in Ohnmacht. Dann wusste Claudia, dass er darauf wartete, von ihr wachgeküsst zu werden.

Außerdem möchte man beim Kaffeekränzchen schon mitreden können, wenn alle anderen schon in der „Röhrääää" waren, man selbst aber noch nicht dieses diagnostische Privileg der modernen Radiologie erleben durfte.
„Wie, du warst noch nie in der Röhrääääääääää? Dann wirst du wohl weithin nur in die Röhre schauen dürfen! Schlecht für dich! Dein Radiologe."

Zurück zur Patientin: der Besuch der alten Dame beim Familienfest. Wie in Dürrenmatts Roman lief in ihrem Umfeld stets alles nach ihrem Plan ab: no Backpulver at all! Unsere Patientin terrorisierte ihre ganze Familie, dass alles Essbare in ihrer näheren Umgebung frei von Backpulver sein müsse.
Die ausgefallenen Speisewünsche der Erbtante (und deshalb auch die Erbtante selbst) können auf Dauer sehr, sehr anstrengend werden. Wussten Sie bisher schon, dass zum Beispiel auch Fleischwurst Backpulver enthält? Beim Kochen der rohen Fleischwurst erzeugt Backpulver die kleinen Luftbläschen, die man später beim Anschnitt genau erkennen kann, und somit die typische Konsistenz der Wurst. No joke! Fragen Sie beim nächsten Einkauf nicht Ihren Bäcker, sondern Ihren Metzger nach Backpulver, er wird mir Recht geben.

Irgendwann war es der besagten Familie zu viel und – Erbschaft hin oder her – sie schmiedete einen genialen Plan, um wieder selbst normal im Alltag mit der Tante leben zu können. Die Tante bekam zum Familienfest eine Riesentorte als Geschenk, deklariert und zertifiziert nach DIN ISO irgendwas, als garantiert einhundert Prozent backpulverfrei. Endlich konnte sie nach Herzenslust ein Stück nach dem anderen verzehren. Auf was hatte die Arme nicht all die letzten Jahre verzichten müssen! Es schmeckte vorzüglich und sie konnte gar nicht genug davon bekommen. Man feierte ausgelassen bis in die späten Abendstunden bei bester Laune und Gesundheit.

Nun folgte Teil II von Plan A (einen Plan B gab es nicht). Die Gäste eröffneten der völlig verdutzten Tante, dass sie gar nicht unter einer Backpulverallergie leiden könne! Man habe in den Kuchen, der schon vor Stunden genüsslich verzehrt worden war, die dreifache Menge an Backpulver wie bei einem normalen Kuchen einbacken lassen und es gehe ihr ja blendend. Nun muss endgültig Schluss sein mit der Backpulverdiktatur – ab jetzt wird wieder normal mitgegessen!

Wie reagierte die alte Tante oder besser gesagt ihr Körper auf diese furchtbare Enttarnung? Wenige Minuten später musste der eilends herbeigerufene Notarzt die Gute mit den klinischen Zeichen eines schweren allergischen Schocks notfallmäßig behandeln – es ging um Leben und Tod! ■

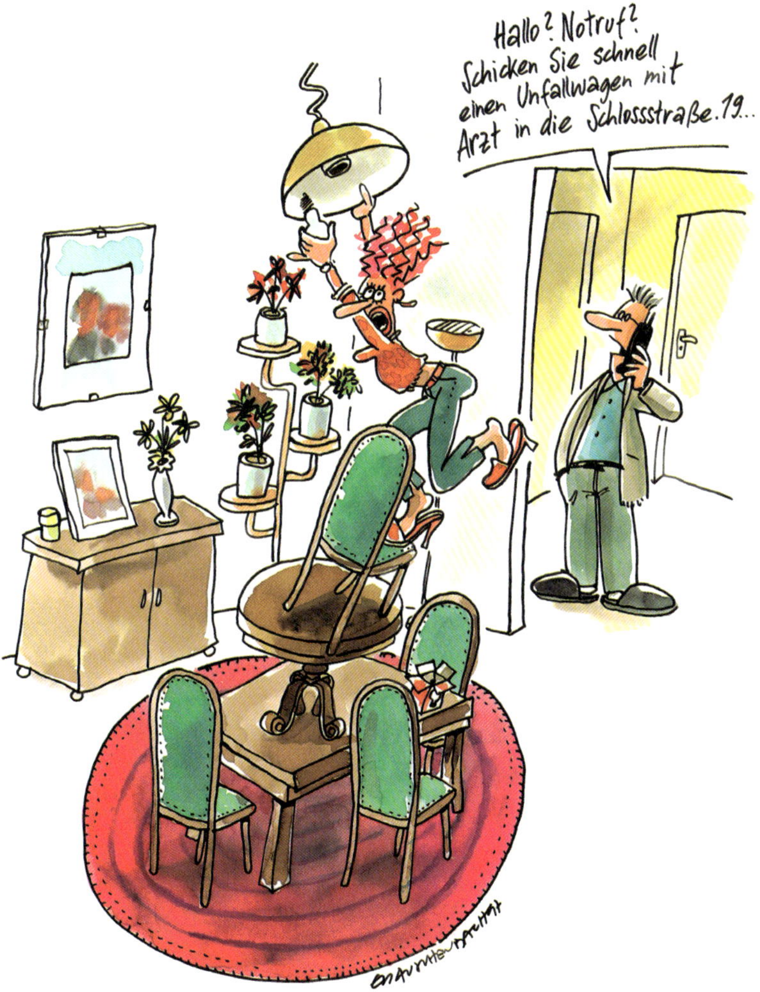
Hallo? Notruf?
Schicken Sie schnell
einen Unfallwagen mit
Arzt in die Schlossstraße.19...

Zungendiagnostik

Regelmäßige Fortbildungen gehören zum Arztberuf dazu. Als Alternative zu den ganzen Pharma-Fortbildungen, bei denen doch viel zu oft Pillen und Pülverchen der Veranstalter beworben werden, möchte ich dieses Mal zurück zur Natur. Ganz unverfänglich. Ganz firmenunabhängig. Mit null Sponsoring. Ich buche ein Seminar zur Zungendiagnostik.

Die Referentin fragt mich, weil ich zu spät gekommen bin und sie das sichtlich nervt, was ich denn schon so über Zungendiagnostik wisse. „Nun, im Norden bei den Matrosen dominiert überwiegend die Seezunge und bei den Alpinisten im Süden mehr die Gletscherzunge!" Das war wohl irgendwie richtig und falsch zugleich. Jedenfalls fragt sie mich danach nichts mehr bis zum Ende des Kurses.

Die alten Chinesen haben der Zunge weitaus mehr Bedeutung geschenkt als wir heute, erfahre ich im Kurs. Die Chinesen unterschieden trockene und feuchte Zungen, dünne und dicke Zungen und so weiter und so fort. Du sollst ja auch nicht mit gespaltener Zunge sprechen!

Die Hunderasse Chow-Chow heißt aus dem Chinesischen ins Deutsche übersetzt „Gut, gut". Das bezieht sich aber nicht auf seine Erziehung, sondern auf seinen Geschmack! Jetzt ist mir auch klar, warum die Chinesen so eine Freude auch an der Zungendiagnostik gefunden haben.

In einigen Kulturen verstand man mit der Zunge keinen Spaß: Der Überbringer schlechter Nachrichten wurde geköpft, dem

Lügner die Zunge einfach herausgeschnitten. Man stelle sich das einmal vor: Plenarsitzung im Bundestag und kaum noch ein Politiker hat seine Zunge!

In Zeiten der Aufklärung hat sich der Stellenwert der Zunge als Gegenstand von Strafmaßnahmen, als Geschmacksindikator sowie als Diagnostikum grundlegend gewandelt. Wir kennen heute in der westlichen Medizin eigentlich nur noch wenige klinische Bilder, wie beispielsweise die typische Himbeerzunge bei der Scharlachinfektion, die geradezu typisch sind.

Dann lernen wir etwas über die auch im Westen weit verbreitete Landkartenzunge, direkt ins Lateinische übersetzt heißt sie „Lingua geographica". Ich stelle mir den praktischen Nutzen so vor: Zwei Verliebte stehen sich gegenüber. „Schatz, zeig mir mal Deine Zunge! Ich will wissen, wohin es künftig mit uns beiden weitergeht."

Nach acht Stunden Kurs ist endlich Schluss des ersten Tages. Wenn du an einem Tag über 500 großformatige Leinwand-Zungenfotos siehst, dann kommen überall wie von Geisterhand Zungen wie aus einer virtuellen Wand auf dich zu. Egal wohin du schaust, du siehst nur noch Zungen, Zungen, Zungen. Große, kleine, feuchte, trockene, dicke, dünne … sie sind allgegenwärtig!

Ganz dämonisch kommt die pechschwarze Zunge daher, die „Lingua nigra". Wahrscheinlich ein Kultobjekt aus dem Vampirismus oder der Black-Sabbath-Kult-Szene. Wenn Rotwein und Pilze nach Einnahme von Antibiotika als die häufigste Ursache ausscheiden, dann steckt in einigen Fällen tatsächlich der Teufel dahinter. Einige der Patienten mit pechschwarzer Zunge tragen eine Erkrankung in sich, die noch darauf wartet, diagnostiziert zu werden. Die Betroffenen tragen dann praktisch den „Teufel im Leib" wie Maruschka Dettmers in dem gleichnamigen Kinofilm. Und die wusste ja auch gekonnt mit der Zunge umzugehen.

Am zweiten Kurstag gehe ich in der großen Pause nebenan ins Stadtcafé. Nachdem es nun längere Zeit keine Zungenküsse mehr geben wird – du denkst intuitiv ja nur immer, welches Organ schon krank ist und welches als nächstes krank wird, und woran ich mich vielleicht anstecken könnte –, bestelle ich mir etwas Gescheites zum Essen. Zur körperlichen und geistigen Erbauung sozusagen.

Am Nebentisch sitzen drei sehr gepflegt und attraktiv wirkende Damen, jede mit einem Gläschen Prosecco in der Hand. Es gibt heute wohl etwas zu Feiern. Auch wenn du diplomatisch weghören willst – es geht einfach nicht. Du kannst den Mund schließen, die Augen schließen, aber die Ohren nicht mehr als auf Durchzug stellen. Und auch das klappt nicht immer. So wie jetzt gerade.

„Wisst ihr, was mir heute passiert ist?", fragt die hübscheste der drei Frauen die anderen. „Also, ich war heute Morgen beim Arzt. Wegen meiner Erkältung. Als ich siebzehn war und wegen einer Erkältung zum Arzt ging, sagte er: ‚Machen Sie sich bitte einmal ganz frei!'", und untersuchte mich intensiv zwanzig Minuten lang.

Als ich siebenunddreißig war und wegen einer Erkältung zum Arzt ging, sagte er: ‚Machen Sie sich bitte oben herum ganz frei!', und untersuchte mich zehn Minuten lang.

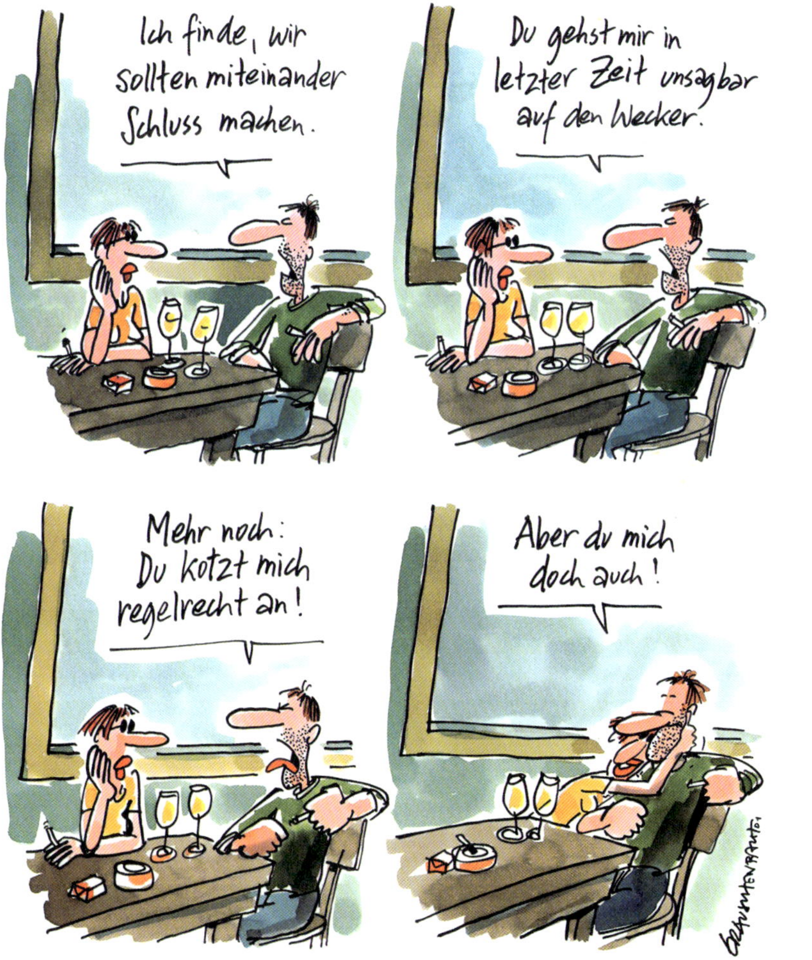
Ich finde, wir sollten miteinander Schluss machen.
Du gehst mir in letzter Zeit unsagbar auf den Wecker.
Mehr noch: Du kotzt mich regelrecht an!
Aber du mich doch auch!
BECKMANNBAUER

Heute bin ich siebenundfünfzig geworden und als ich wegen meiner Erkältung vorhin zum Arzt ging, sagte er: „Zeigen Sie mir bitte einmal Ihre Zunge!“
Einmal A-Sagen, fertig, danke schön! Ein Prosit auf das Leben und die Kunst der Zungendiagnostik. ■

Sprechstunde 2:

Kann denn Essen Sünde sein?

Essen und Genießen

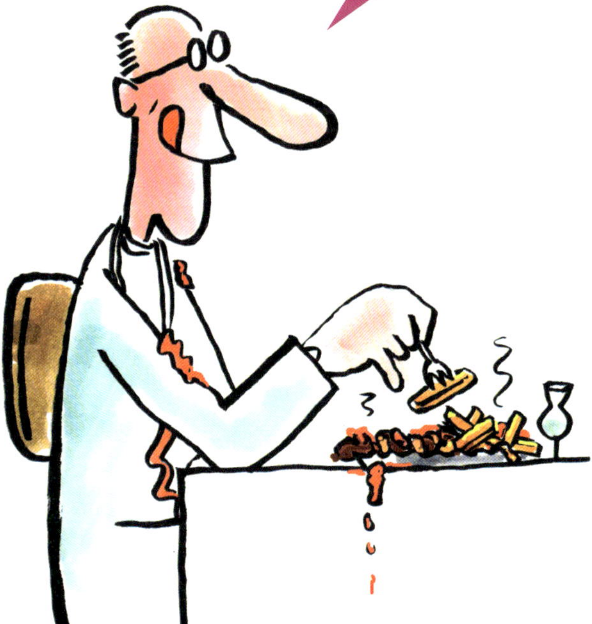

Top Secret: Die geheime Currywurst Studie

Flug von München nach Hamburg. Ich schlafe ein. Rechts neben mir am Fenster sitzt Susanne. Susanne ist Ernährungswissenschaftlerin, wie ich vor Beginn des Fluges erfahre. Wie wir nach kurzer Zeit herausfinden, haben wir zufälligerweise beide in Tübingen studiert und irgendwie das Gefühl, uns dort schon einmal in der Bibliothek nähergekommen zu sein.
Susanne hält ein Protokoll in den Händen, auf dem „TOP SECRET“ steht und das nicht zur Veröffentlichung bestimmt ist. Es geht um eine wirklich streng geheime Studie, die deshalb nicht veröffentlicht werden darf, weil sie unser Denken über Ernährung und Diäten ad absurdum führen könnte. Es wäre wahrlich eine Revolution!
Obwohl Susanne die Studie so hält, dass ich eigentlich nicht mitlesen kann, registriert mein rechtes Auge unentwegt alles, auch was in der Studie steht, während das linke Auge sich ausruht und bis Hamburg durchschläft (mit dem zweiten sieht man besser …). In der Ornithologie nennt man dieses Phänomen „Halbseitenschlaf“. Damit kommen die Zugvögel, während sie fünfzehntausend Kilometer schlafend in der Luft herumflattern, ausgeruht in den Süden. Eine Hirnhälfte schläft, während die andere das Flugverhalten steuert. Nach ein bis zwei Stunden schaltet das Gehirn um und die andere Gehirnhälfte legt sich schlafen. Einfach unfassbar! Solange die Piloten im Cockpit nicht im Halbseitenschlaf oder im Beischlafmodus pennen, ist mir egal, wie das Ganze eigentlich funktioniert.

Es funktioniert und das grenzt an ein Wunder. Und dann auch noch im Schlaf die richtige Route fliegen und das Ziel finden – einfach klasse, diese Zugvögel.
Wenn ich mit dem Flieger unterwegs bin, schalte ich auch auf Halbseitenschlaf um, so wie jetzt gerade neben Susanne. Nur der Autopilot muss wach bleiben, darauf besteht nicht nur die Stewardess, die ihn gerade im Cockpit heftig anflirtet, sondern auch ich.

Zurück zu Susannes geheimer Studie. Es geht um zwei Gruppen von Personen, die gern Currywurst essen. Die einen bekamen eine Woche lang Currywurst. Ja, so steht es in dem vertraulichen Dossier. Currywurst. Eine Woche lang Currywurst. Und es wurde der Gruppe klar gemacht, dass das ungesund sei, dick mache, den Cholesterinspiegel verändere, einfach böse sei und man ein schlechtes Gewissen haben müsse, wenn man sich so ernährte.
Die anderen bekamen erzählt, dass eine ernährungsmedizinische Revolution erfolgt sei. Sie bekämen nun als erste Gruppe überhaupt eine Currywurst, die schmeckt wie Currywurst, die aussieht wie Currywurst, die aber nicht mehr dick macht wie Currywurst. Kein Cholesterin und keine Kalorien mehr darin, um die sie sich Sorgen machen bräuchten. Kein schlechtes Gewissen beim Essen mehr. Genuss pur!
Und beide Gruppen essen drauf los. Eine Woche lang täglich Currywurst als Hauptmahlzeit.
Was die zwei Gruppen nicht wissen: Beide bekommen aus ein und derselben Küche dieselbe Sorte Currywurst. Es gibt das

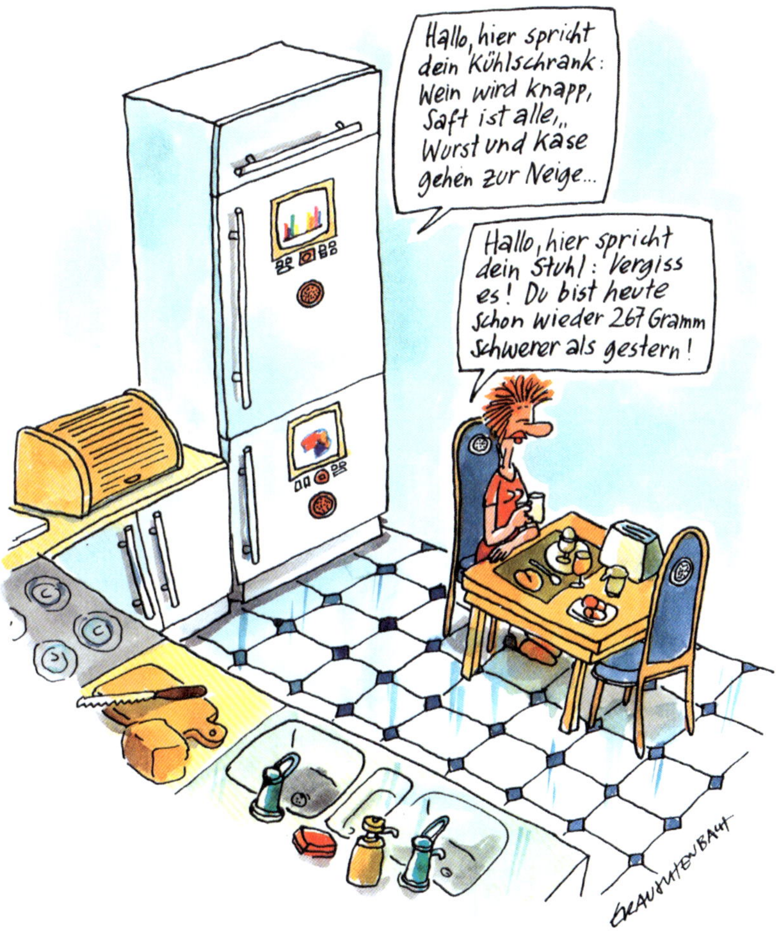
Hallo, hier spricht dein Kühlschrank: Wein wird knapp, Saft ist alle, Wurst und Käse gehen zur Neige...
Hallo, hier spricht dein Stuhl: Vergiss es! Du bist heute schon wieder 267 Gramm schwerer als gestern!
GRAUSUTENBAUH

angeblich kalorienarme Modell II gar nicht, nur im Kopf der Teilnehmer isst Gruppe I Wurst I und Gruppe II isst Wurst II – aber Wurst I ist in Wirklichkeit genau identisch mit Wurst II. Im Grunde ist es völlig wurscht, wer welche Wurst aufgetischt bekommt, weil alle die gleiche Wurst bekommen und nur mental differenzieren, die Würste wären völlig unterschiedlich.
Am Ende der ersten Woche war bei Gruppe I im Durchschnitt eine signifikante Gewichtszunahme zu registrieren. Ergebnis Gruppe II: keine Gewichtszunahme, das Gewicht ist wie eine Woche zuvor, unverändert.
Wie ist das nur möglich?
Kurz vor Hamburg werde ich ganz plötzlich ganz hellwach. Auch mein linkes Auge wacht auf und ich sage: „Susanne ich habe gesündigt, ich habe heimlich mitgelesen.“ „Das weiß ich“, erwidert sie, „aber wenn du eines als Botschaft mitnimmst, dann dass du, wenn du mal sündigst, kein schlechtes Gewissen dabei haben sollst! Es macht alles nur noch viel schlimmer. Nicht nur bei der Currywurst …“
Dann ist sie weg wie eine Fata Morgana. „War denn das alles nur ein Traum?“, frage ich mich. Ich erkundige mich überall nach Susanne und nach der Currywurst-Studie. Es lässt mir einfach keine Ruhe mehr. Ja, es sei da mal so eine Studie im Bundesernährungsministerium gelaufen, die sei aber nicht offen zugänglich. Mehr erfahre ich nicht. TOP SECRET.

Einige Wochen später. Ich habe die Currywurst und Susanne schon fast vergessen, da bekommen wir großen Verwandtenbesuch, nachmittags zu Kaffee und Kuchen. Mein Onkel mit

Familie kommt und eine Freundin meiner Frau schaut auch noch spontan-zufällig vorbei. Mein Onkel schiebt den Kuchen genussvoll in sich hinein. Mit zweiundachtzig Jahren ist er immer noch als Segler auf den Meeren dieser Welt unterwegs. Schon das zweite Stück, ein drittes folgt gleich noch hinterher. Beim vierten Stück wird der Teller schon auf Mundhöhe gehalten und der Kuchen saust mit einer Handbewegung beschleunigt in den Mund. So macht Essen Spaß, und stattlich sieht er dabei auch noch aus. „Ein Mann zum Verlieben!", sagt eine Dame mittleren Alters, eine weitere Freundin der Familie, die auch zugegen ist und ihm ständig zuzwinkert.
Mit ungläubigem Staunen sitzt die ultrasportliche, hyperschlanke Freundin meiner Frau am Kaffeetisch, so eine Art Avatar, halb so alt wie mein Onkel und entsprechend auch halb so schwer … Wie ein Spatz pickt sie einige Kuchenkrümel vom Teller. Nur ein winziges Stück von der abgetrennten Spitze von dem schmalsten Stück vom ganzen Kuchen möchte sie haben. Sofort kommentiert sie ihre Entscheidung: „Ich werde ja sofort dick davon! Ich nehme ja sofort zu! Ich würde ja so gern, aber ich darf nicht, wegen der Figur! Was soll ich dann noch anziehen?" Da fällt es mir wie Schuppen von den Augen! Was hatte mir Susanne im Flieger mit auf den Weg gegeben: „Dick wirst du nicht, wenn du zwischen Weihnachten und Neujahr sündigst; dick wirst du aber, wenn du zwischen Neujahr und Weihnachten sündigst!"
Wenn Zeitpunkt und Anlass passen, dann sündige also ohne schlechtes Gewissen und mach vor allem den anderen kein schlechtes Gewissen. Es reicht schon, wenn du selbst von deinen

sündigen Gedanken dick wirst! Wie formulierte es noch der amerikanische Philosoph und Psychologe William James (1842-1910) doch so trefflich? „Wie angenehm der Tag doch ist, wenn wir aufhören, jung sein zu wollen – oder schlank.“ ■

Bekomme ich einen hohen Cholesterinspiegel, wenn ich ins Fettnäpfchen trete?

In keinem anderen Land der Erde wird so treuherzig öffentlich über die eigene Gesundheit gesprochen wie in Deutschland. Neunzig Prozent der Deutschen vertrauen sich mindestens einmal täglich mit ihrer Gesundheit einem Fremden an. Meist weiß die eigene Friseurin mehr als der Hausarzt der Familie. Und Tipps und Ratschläge wandern bei Bäcker und Metzger über die Theke wie warme Semmeln und Weißwürste mit Senf. Hunderte von Zeitschriften halten uns Woche um Woche auf dem Laufenden, was Medizin und Gesundheit betrifft und nicht nur die allerneueste Volumenfrisur. Frau Erika und Frau Christine sind Vertreterinnen einer Generation, die auf alles eine Antwort bereithält. Die beiden und alle anderen ihres Kalibers wissen, was uns gut tut, sie spenden Trost und haben einen Rat auf Lager, wenn unsere Haut juckt, unser Puls rast und das Kätzchen nach dem Verzehr von Kängurufleisch auf den Hinterbeinen durch die Wohnung hüpft.

Dieser deutschen Tradition der Gesundheitsbildung durch Printmedien fühlen wir uns verpflichtet und eröffnen hiermit unsere Ratgeber-Reihe unter dem Motto: Leser fragen – wir antworten.

Heinz B. aus D. (46 J.) fragt:

Lieber Dr. Klyscz,
ich habe einen ganz normalen Cholesterinspiegel. Meine Frau sagt, ich lasse wirklich kein Fettnäpfchen aus. Habe ich deshalb jetzt eine erhöhte Gefahr für eine Herz-Kreislauf-Erkrankung?

Lieber Herr B. aus D.!
Historisch betrachtet standen in den Häusern unserer Vorfahren an den Feuerstellen sogenannte Fettnäpfchen. Über dem Kamin oder Herd wurde die Wurst im Herbst durch den aufsteigenden Rauch haltbar gemacht und das Fett tropfte durch die Hitze in die bereitstehenden Gefäße vor dem Ofen. Da es im Winter lebenswichtig war, die Feuerstelle nicht erlöschen zu lassen, mussten nächtens abwechselnd Familienmitglieder im Dunkeln aufstehen und immer wieder Brennmaterial nachlegen. Auch dem Nachtwächter fiel in zahlreichen Städten diese Aufgabe zu, in die Häuser zu gehen und das Feuer bei Glut zu halten. Dabei konnte man versehentlich im Dunkel der Nacht ins aufgestellte Fettnäpfchen treten.

Im Gegensatz zu heute war Fett damals ein sehr teurer und geradezu lebenswichtiger Energielieferant. Heute hat sich dies umgedreht – Fett ist geradezu im Überfluss in unserer Kultur vorhanden. Bitten Sie doch Ihre Frau aus diesem Grunde, die von ihr aufgestellten Fettnäpfchen wegzuräumen. Sie können dann zum einen nicht mehr hineintreten und dürfen sich zum andern in Zukunft ganz und gar an Ihrer fettnäpfchenfreien Beziehung erfreuen!

Wobei gesagt werden muss, dass eine schlechte Beziehung mehr Herzprobleme macht als gar keine Beziehung. Welche Schlussfolgerungen Sie für sich daraus ziehen, bleibt Ihnen überlassen!

Herzliche Grüße
Ihr Dr. Thomas Klyscz ■

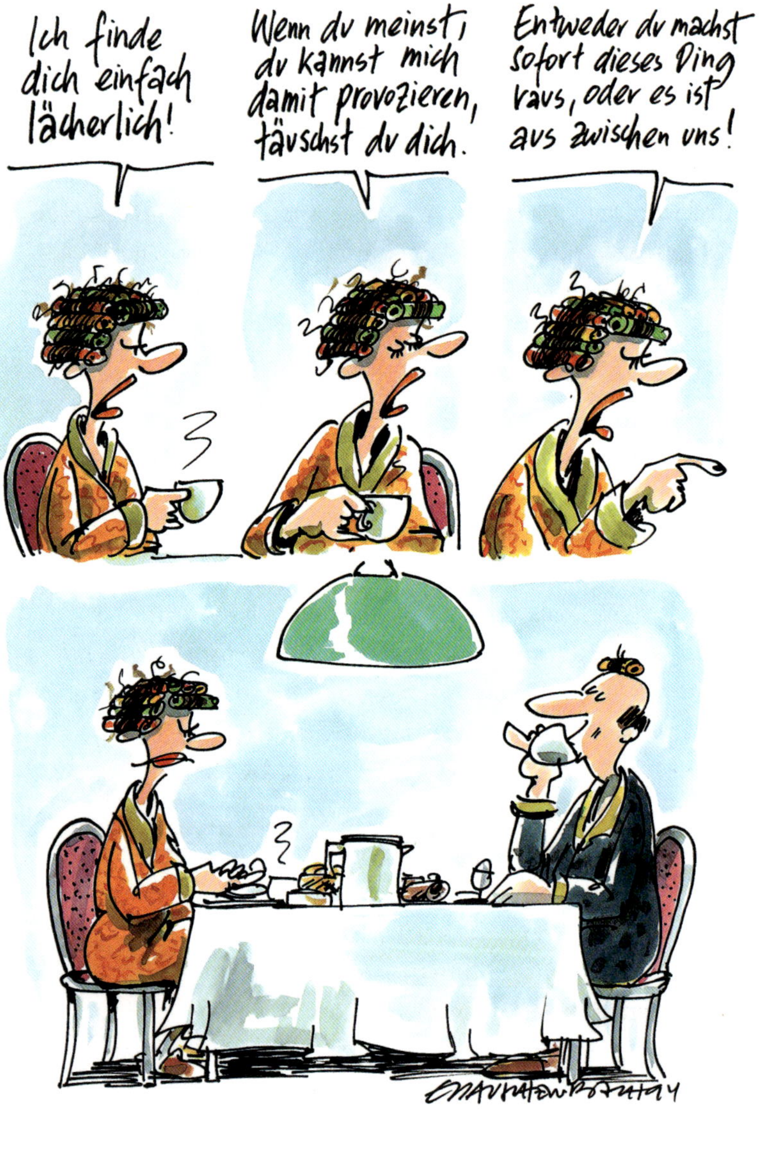
Ich finde dich einfach lächerlich!
Wenn du meinst, du kannst mich damit provozieren, täuschst du dich.
Entweder du machst sofort dieses Ding raus, oder es ist aus zwischen uns!

Warum machen mich meine Darmbakterien dick?

Es ist schon verdammt ungerecht mit dem Gewicht: Die Kosmetikerin in meiner Praxis isst täglich eine Tafel Schokolade und ist gertenschlank wie eine Prinzessin mit einer Traumfigur (90-60-90) – und ich schaue nur auf die Verpackung und bekomme einen Umfang wie Shrek.
Die Geschichten von „Ich werde schon vom Salatessen dick" – bisher eher belächelt – erlangen nunmehr eine aktuelle Bestätigung. Ja, es gibt sie! Die heimtückischen Darmbakterien, die uns nachts den Speck auf die Rippen zaubern aus Salat und Gurke, selbst wenn wir abends nur einen kleinen Beilagensalat als Hauptmahlzeit essen.

Wie ist das möglich und wie kann es dazu kommen?
Grundsätzlich können wir entwicklungsgeschichtlich zwei Typen von menschlichen Nahrungsverwertern unterscheiden: die „Nomaden" und die „Ackerbauern". Die Ackerbauern mit ihrem athletisch schlanken Körperbau können essen, essen und essen und bleiben athletisch schlank und rank. Wie meine Kosmetikerin. Die Nomaden hingegen, Wandervölker mit ihren Herden, haben einen Stoffwechsel entwickelt, bei dem jede noch so kleine Mahlzeit eingelagert wird – für schlechte Zeiten, wenn man tagelang ohne Essen auskommen muss, um nicht in der Savanne zu verhungern.
Nur ist unser Alltag keine Savanne mehr und die Discounter sind keine Wüste Gobi – vielleicht vom Service her, aber eben

nicht von den Kalorien. Und wer den „Spiegel" vom 17. Juni 2011 gelesen hat, der weiß, dass die „Milchschnitte" lieber „Zuckerschnitte" heißen sollte und deshalb zum irreführendsten Produkt des Jahres 2011 gekürt wurde. Aber Milch soll sogar auch darin vorkommen, habe ich gehört. Und während die asketischen Huber-Brüder in der Zuckerschnittenwerbung athletisch eine Hauswand nach der anderen hochklettern, können unsere lieben Kleinen oft keinen Purzelbaum mehr machen, weil sie der eigene Zuckerschnittenbauch daran hindert.

Aber warum nehmen einige von uns ständig zu, obwohl sie keine „Milchschnitte" futtern und außer Grünzeug kaum Kalorien bunkern?

Wer löst die medizinischen Fälle, auf die niemand eine Antwort weiß? Natürlich Dr. House. Im Deutschen heißt Dr. House einfach Dr. Hauss und lebt und arbeitet in Eckernförde. Er hat sie in deutschen Därmen entdeckt und enttarnt: In den hintersten, dunklen, schleimigen Abgründen unseres Darmes, dort leben sie – die Firmicuten!

Wer sich also stolzer Träger der Firmicuten nennen darf, hat eine Art Turbolader im Darm, der im Enddarm auch noch aus dem wirklich Allerletzten das Allerletzte herausholt. Also ein Nachbrenner der Energieerzeugung wie ein Energieverwertungsprogramm der Kreditanstalt für Wiederaufbau (KfW). Eine sehr magere Mäusegruppe, der man Firmicuten zur Nahrung dazugab, wurde im Vergleich zu ihren Artgenossen so breit und dick wie ein syrischer Feldhamster – und das in nur sehr wenigen Wochen.

Ein Mensch mit Firmicuten nimmt im Jahresverlauf im Vergleich zu jemandem ohne Firmicuten, der kalorisch das gleiche isst, sich gleich bewegt und sich genau identisch verhält, circa zehn Kilogramm pro Jahr mehr zu! Im Dreißigjährigen Krieg wäre er im Vorteil gewesen – heute eher nicht.
Das Europäische Laboratorium für Molekularbiologie in Heidelberg („Nature online", 20. April 2011) hat mit einer internationalen Forschergruppe folgendes herausgefunden: Bei 350 Stuhlproben von Menschen aus Europa, Asien und Afrika konnten sie bestätigen, dass diese unterschiedlichen Bakteriengruppen unabhängig von Herkunft, Alter und Geschlecht vorhanden sind. Bei einhundert Billionen Bakterien im menschlichen Darm – kein Ort der Welt hat eine höhere Bakteriendichte – können die hyperfleißigen Firmicuten uns ganz schön Kalorien auf die Rippen zaubern.

Welche seriöse Behandlungsmöglichkeit gibt es? Eine Zufuhr günstiger Darmkeime als Gegenspieler und geeigneter Lebensmittel, von denen sich wiederum die „guten" Darmkeime ernähren, werden augenblicklich als Lösungsansatz diskutiert. Alternativ wäre für die Freunde der leichten Unterhaltung die „ultimative" TV-Diätshow unter Moderation der wasserstoffblonden Daniela Catmountain zu erwägen: „Goodbye Dickdarm – die Firmicuten wandern aus". ■

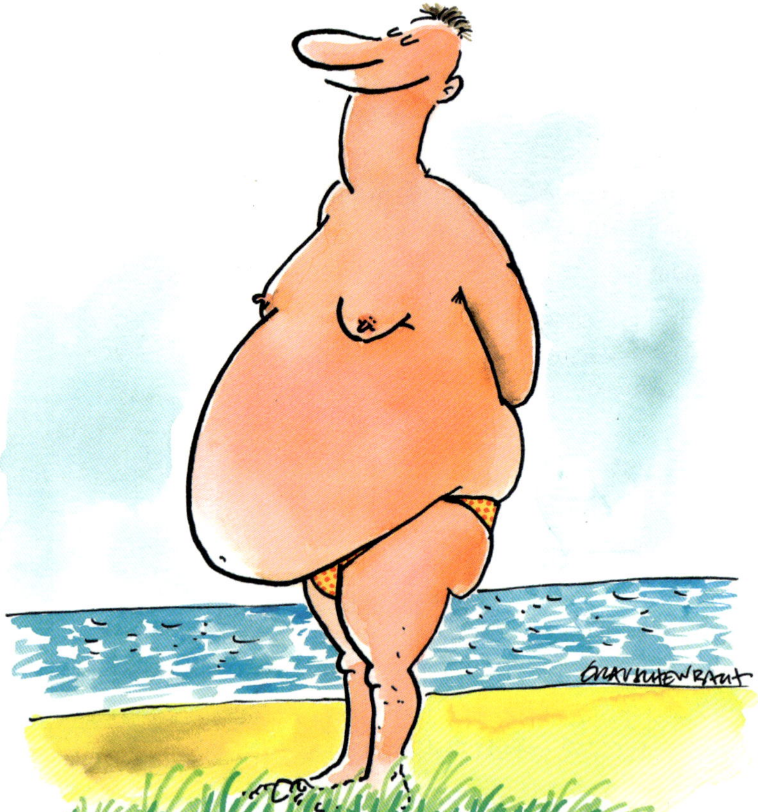

Insgeheim war Walter unheimlich stolz darauf, dass ihm die gepunktete Badehose, mit der er vor 20 Jahren die Damenwelt beeindruckt hatte, immer noch passte.

Aktiv-Smell – Ich bin ja so gebläht!

Abendlich zur besten Sendezeit lassen uns wunderschöne Frauen im Werbeblock an dem teilhaben, was sie auf dieser Welt in ihrem tiefsten Innersten – wirklich im allertiefsten Innersten – am meisten bewegt: Blähungen!
Nicht in allen deutschen Landesteilen widmet man diesem Thema gleichermaßen Beachtung. Der Bayer, der nach einer zünftigen Mass oder zwei oder drei mehr auf seine angestaute Wasserkraft fixiert ist als auf seine Biogasproduktion, nennt es einfach und unprätentiös den „Schoaß". Einen Schoaß fahren lassen frei nach Luther: „Warum rülpset und furzet Ihr nicht – hat es Euch denn nicht geschmecket"?

Die hübsche junge Dame aus der „Aktiv-Smell"-Werbung ist von der Lutherischen und urbayerischen Mentalität so weit entfernt wie die Sonne vom Mond. Auf einer weißen Alcantara-Couch streckt sie lasziv die nackten Füße aus und säuselt ihrer besten Freundin unerotisch am Handy ins Ohr: „Ich bin ja so gebläht". Wenn ICH mal so richtig gebläht bin, dann krümme ich mich schmerzverzerrt vor einer der letzten öffentlichen Toiletten in diesem Lande und suche nach dem passenden Kleingeld: „Fünfundsiebzig Cent bitte als eine Münze passend einwerfen", flötet eine elektronisch-asiatisch klingende Stimme aus der Sprechmulde. Shit – warum habe ich ausgerechnet heute kein passendes Kleingeld bei mir? „Toilette wechselt nicht – versuchen Sie es später noch einmal". Gibt es im Leben

eine zweite Chance? Manchmal schon, aber manchmal kommt sie einfach zu spät …
Wenn man jeden Abend diese gutaussehenden jungen Damen auf dem Sofa leiden sieht, geht man also unweigerlich einkaufen. Alles andere wäre im juristischen Sinne auch unterlassene Hilfeleistung am eigenen Körper! Nun wollte ich nur noch „Aktiv-Smell". In der Marketingsprache nennt man das erfolgreiche Bedarfsweckung!
Bei Edeka kaufe ich mein erstes „Aktiv-Smell" und beim Rausgehen an der Kasse treffe ich Sepp. Sepp ist allein. Erstmals Sepp allein beim Einkaufen – ein völlig neue Situation. „Was'n los Sepp?", baue ich vorsichtig Brücken der modernen Kommunikation auf. „Was'n los, Sepp?" „Meine Frau hat mich verlassen." Du glaubst es nicht. Sepp. Gutaussehend. Sexy. Muskulös, Intelligent. Der Vorsitzende vom Ski-Verband. „Warum?", setze ich unsere Kommunikation fort. Warum? Männer denken mehr, Frauen machen mehr Worte. „Warum?", lautet also ein weiterer Aspekt meiner differenzierten Fragestrategie, „Warum, Sepp?" „Ja mei – wegen ‚Aktiv-Smell' halt!" Das sitzt – ich muss den Atem anhalten. Sepps Bilderbuchehe zerbrochen wie der Krug bei Kleists Dorfrichter Adam! Ich, der ich schon von klein auf das „Königlich Bayerische Amtsgericht" in allen Folgen miterlebt hatte, bin nun wirklich geschockt von der Dramatik der jüngsten Ereignisse. Wir verlassen den Edeka-Laden und gehen nach nebenan ins Grand Hotel.
In der Pianobar lasse ich uns gleich zwei Bayerwald-Single-Malt-Whiskys bringen. Den Sepp lade ich ein, er ist ja pleite und muss auch noch irgendwie halbwegs über die Runden

kommen. Er war immer nur die Laster gefahren, das Baugeschäft gehört seinen Schwiegereltern, also „sein Weib seinen Alten“, wie wir hier im Süden doch sehr bodenständig sagen. „Es passierte im Urlaub“, sagt Sepp. „Ich hatte so Verstopfung und Blähungen. Tagelang Laster fahren und nicht vom Bock runterkommen und dann nachts ab in den Winterurlaub nach Österreich zum Gletscherski. Meine Frau gab mir im Urlaub zum Frühstück ‚Aktiv-Smell‘. ‚Aller guten Dinge sind drei‘, sagte sie – drei für mich und das vierte nahm sie selbst. Direkt aus dem Kühlschrank – eiskalt! Dann ging es los. Nach einer halben Stunde verkrampfte ich etwas. Schweißperlen auf der Stirn. Meine Frau meinte, das läge wohl an der dünneren Luft im winterlichen Hochgebirge. Meine Augäpfel traten hervor und ich hatte eine Darmmotorik wie mein Laster, wenn er morgens in der Garage nach einer langen Nacht so richtig anspringt: Der Laster mit der Ladepritsche rüttelt und schüttelt sich wie ein junger Hengst im Frühjahr auf der Weide. Dann nahm das Schicksal seinen Lauf. Erst klopfte ein unvorsichtiger Viertelpfünder am inneren und bald darauf am äußeren Schließmuskel an. Und dann gab es kein Halten mehr. Keine noch so rote Ampel und keine rituelle Beschwörungsformel hätten das Drama jetzt noch stoppen können.“ „Und?“, frage ich, „Und wie weiter?“ „Und dann: ja dann,“ fährt Sepp fort, „dann merkst du, dass Funktionsunterwäsche und ein geschlossener Skianzug kein Astronautenanzug mit Bordtoilette für den Außenspaziergang im Weltraum sind, sondern du ein verzweifelter Skifahrer auf achtzehnhundert Meter Höhe in einer Seilbahn mit fünfzig Menschen auf allerengstem Raum.

Und: Die Fahrt dauerte noch sieben unendlich lange Minuten bis zum Gipfel. Und danach war ich allein mit dem aktivierten Smell … bis heute." Ich klopfe Sepp nachdenklich auf die Schulter, denn unser eigener Skiurlaub steht für nächste Woche an, bestelle uns noch zwei heimische Single Malts und beobachte den Pianisten am Steinway-Flügel in der Bar. Er wirkt so blass, bleich und gebläht auf seinem Klavierhocker. Stundenlanges Sitzen. Wenig Motorik. Kaum Trinken. „Fahren Sie demnächst mit Ihrer Frau zum Skifahren?", frage ich ihn, als ich ihm als Dank für sein wunderbares Klavierspiel all mein zuvor bei Edeka erworbenes „Aktiv-Smell" schenke. „Nein" sagt er und schaut mich wirklich erstaunt mit großen Augen an. Ich war beruhigt, denn ich habe soeben seine und meine Ehe gerettet. ■

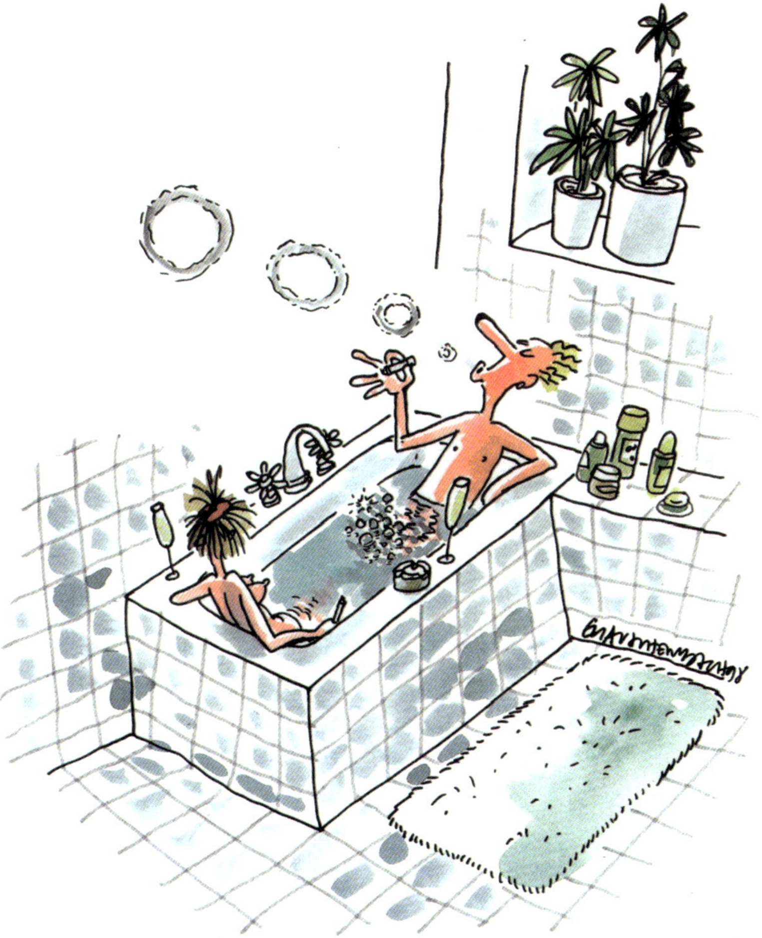

Jeder Frau, die mit ihm in die Badewanne ging, führte Günter stolz sein Lieblingskunststück vor: gleichzeitig Ringe und Bläschen machen.

Sprechstunde 3:

Medizinische Mythen

und moderne Märchen

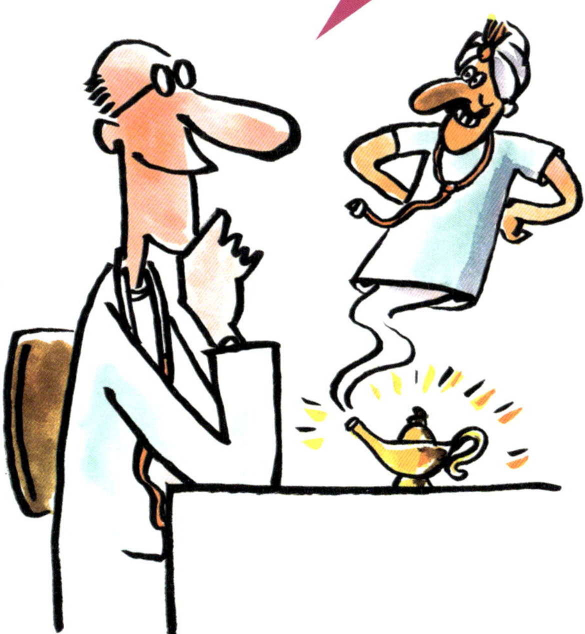

Genesis update – Der Tag, an dem Adam aus Eva entstand

Wer war zuerst da, das Huhn oder das Ei? Diese philosophische Frage verknüpft sich auch ganz eng mit der menschlichen Existenz. Die Bibel hat auf alles eine Antwort. Eva entstand laut dem Buch Genesis aus einer Rippe von Adam. So sieht es die abendländisch-europäische Tradition. Die mehr amerikanische sieht eine zweite Frau im Spiel, die bereits vor Eva da war. Sozusagen eine Ur-Frau auf Erden. Wer von beiden hat Recht? Die moderne Genetik hält eine spannende Antwort bereit.

Eine Frau hat immer zwei X-Chromosomen als Geschlechtschromosomen, also den genetischen Satz XX. Diese beiden XX legen das Geschlecht auf „weiblich" fest. Der Mann hat nur ein X und dafür noch ein Y-Chromosom als männliches Geschlechtschromosom. Somit ist sein genetisches Profil XY gleichbedeutend mit „männlich".

Immer mehr Forschungsergebnisse deuten darauf hin, dass das heutige männliche Y-Chromosom aus einem X-Chromosom der Frau hervorgegangen ist: Beim Y-Chromosom des Mannes ist ein Stück von einem X-Chromosom der Frau abgebrochen, so die aktuelle Theorie. Dem Mann geht also gewaltig was ab, und zwar mehr als nur eine Rippe: ein ganzer Teil der unteren X-Gene der Frau! Die Frau ist also das vitalere, langlebigere Original! Als ich diesen evolutionären Ansatz zu Hause bei Tisch im Kreise meiner Familie erläutere, antwortet mir meine kleine Tochter: „Ich wusste doch schon immer, dass bei Dir irgendwas abgebrochen ist, Papa!"

Auf dem X-Chromosom liegen zusätzlich auch sehr wichtige Reparatureigenschaften des menschlichen Erbgutes. Immerhin hat jeder Körper achtzig Billionen Körperzellen. Das ist die Zahl der Menschen auf der Erde mal zehntausend Planeten. Wow! Alles Zellen in unserem Körper! Dabei geht natürlich hinten und vorn mal was kaputt. Eigentlich pausenlos. Damit es nicht zur Katastrophe kommt, repariert sich der Körper immer wieder selbst, besonders nachts, wenn wir schlafen. Unter vielen unterschiedlichen Reparatursystemen im menschlichen Körper kommt dabei den X-Chromosomen eine sehr wichtige Funktion zu. Die Frauen haben das genetische Glück gleich doppelt auf Ihrer Seite.

Die XX-Kombination bei der Frau führt nicht nur zu einer Addition dieser positiven Reparatureigenschaften, sondern auch zu einer mehrfachen Multiplikation. Die Frau soll sich laut den neuesten Forschungsansätzen zwischen zwanzig- und fünfzigfach besser reparieren können als der Mann. Während der störungsanfälligere Mann sich relativ wenig Zeit für seine Gesundheit nimmt und lieber an seinem Auto herumschraubt, repariert sich der Körper der Frau relativ umfassend und erfolgreich selbst. Wirklich clever. Und da sage noch einmal jemand: „Frauen und Technik!" Während der Mann früher stirbt und lieber seinem Auto mehr Leben schenkt, schenkt sich die Frau dies selbst: sieben Jahre im Durchschnitt.

Das Y-Chromosom des Mannes ist relativ störungsanfällig. Wenn es ihn mal so richtig erwischt, dann kommt er lange

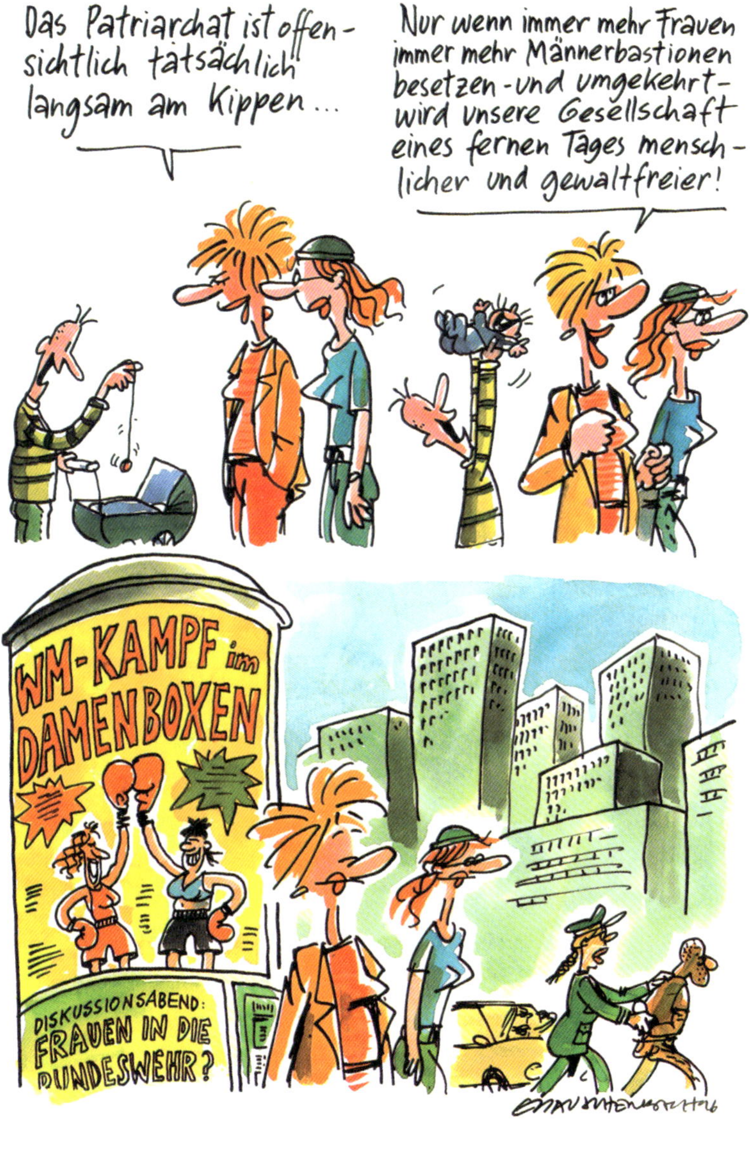
Das Patriarchat ist offensichtlich tatsächlich langsam am Kippen ...
Nur wenn immer mehr Frauen immer mehr Männerbastionen besetzen - und umgekehrt - wird unsere Gesellschaft eines fernen Tages menschlicher und gewaltfreier!
WM-KAMPF im DAMENBOXEN
DISKUSSIONSABEND:
FRAUEN IN DIE BUNDESWEHR?

nicht mehr auf die Beine! Und dieses Dilemma begleitet ihn ein ganzes Leben lang, von der Geburt bis zur Reproduktion (und weiter). Es werden statistisch mehr Jungen als Mädchen geboren, weil die Sterblichkeit der Jungen im frühen Säuglingsalter höher ist als die der Mädchen. So gleicht sich im Verlauf des Lebens die prozentuale Verteilung wieder bis zum Heiratsalter an. Sauber gemacht von der Natur! Wirklich clever! Denkt einfach an alles!

Ein medizinischer Offizier der Bundeswehr erzählte mir, dass Piloten auf Überschallmaschinen vor der Ausbildung ihr mobiles Erbgut bei einer bodenständigen Samenbank einfrieren lassen sollten. Die Y-Chromosomen seien so empfindlich, dass die Piloten sonst später keine Jungs mehr zeugen könnten. Da sie nur das stabile X-Chromosom nach den Überschallflügen weitervererben können, bekommen sie fast nur Mädchen. Wenn überhaupt. Darüber müssen sie vor Dienstantritt aufgeklärt werden und können für die Zukunft der Familie im Voraus schon mal spenden. Wahnsinn.
Ich frage meinen Offizierskollegen, warum ich dann drei Töchter habe, obwohl ich nie im Ultraschallüberknallkampfflieger unterwegs war? Er antwortet lakonisch: „Weil Du immer zu schnell warst!“ ■

Der David ist dem Goliath sein Tod

„David" – das ist mehr als nur ein Name. „David" ist ein Programm. Ob David Beckham oder David Frost. Der Fußballer und der unsterbliche Reporter des Nixon-Interviews. „David" ist ein Erfolgsprogramm. Der zierliche David Frost nimmt den ehemaligen Präsidenten der Vereinigten Staaten in einem legendären Gespräch unter anderem zur Watergate-Affäre auseinander. So brach dessen aufrechterhaltenes Imaginationsimperium zusammen – Goliath gestürzt von David.

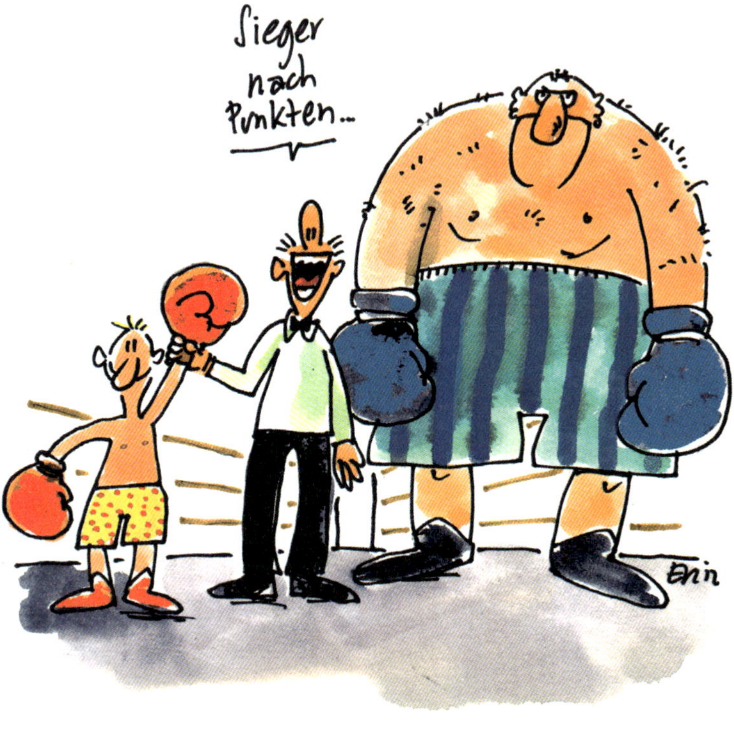

Gehen Sie mal in einen Kindergarten. Der Anführer der Truppe kommt Ihnen mutig mit dem Schwert entgegen – ganz sicher ein kleiner David! Er trägt den Marschallstab im Rucksack wie einst König David in der Bibel.

Wenn Sie bei Charity-Aktivitäten günstig wegkommen wollen, dann spenden Sie an Kindergärten mit einer Auflage: Loben Sie für jeden Goliath im Kindergarten ein großzügiges Geschenk aus. Sie werden sehr günstig wegkommen. Goliath ist ein Riese, aber ein ewiger Loser. Ein Besiegter. Niemand will Goliath heißen – aber warum heißen dann eigentlich die Pornostudios in Amerika „Goliath Studios"? Wo doch jeder Kenner weiß, dass Größe allein nicht glücklich macht.
Das einzige Organ, das beim Menschen laut chinesischer Medizin wirklich ein Leben lang größer wird, ist und bleibt das menschliche Ohr. Sehen Sie sich einmal die Ohren von Agatha Christie, Winston Churchill und Alfred Hitchcock an – so groß wie bei afrikanischen Elefanten. Die chinesische Medizin sagt, je größer das Ohr, desto länger auch die Lebenserwartung. Ausnahmen wie die folgende bestätigen die Regel. Unser Professor Seiff an der Universität Tübingen war ein sehr kluger Mann. Er bereitete uns auf eine Begegnung mit einer Patientin vor, die unter dem Goliath-Syndrom litt. Sie war ursprünglich eher klein und zierlich. Nun bemerkte sie aber, dass sie ständig größere Schuhe brauchte, ständig größere Handschuhe im Winter und auch beim Sehen Probleme bekam. Also völlig ungewöhnliche Veränderungen für eine erwachsene Frau mit fünfzig Jahren.

Die Patientin berichtete auch über Ihre Augenveränderungen: Sie konnte nicht mehr nach rechts und links schauen. Sie hatte eine Art Tunnelblick. Dieser Tunnelblick ist ein Teil der fortgeschrittenen Goliath-Erkrankung, im Fachjargon auch Hypophysenadenom genannt. Ihren Ausgang nimmt die Erkrankung an einer ganz kleinen Drüse im menschlichen Gehirn, der Hypophyse oder Hirnanhangdrüse. Sie produziert in unserer Jugend das lebenswichtige Wachstumshormon. Beim Goliath-Syndrom produziert sie unablässig weiter Wachstumshormone – krankhaft viel. An Händen, Füßen, Nase wächst der Körper der Betroffenen unablässig weiter. Wenn die Drüse selbst so groß geworden ist, dass sie auf die Kreuzung der Sehnerven drückt, fällt das seitliche Sehen an beiden Augen aus.
In Kenntnis dieser Erkrankung konnte sich der kleine David in der Bibel seitlich an seinen Gegner heranschleichen. Mit seiner Steinschleuder setze er dann den Knockout-Effekt an die Schläfe, wo Boxer sich heute noch k.o. schlagen. Bei Goliath endete es bekanntlich tödlich. Es ist der erste schriftlich dokumentierte Fall eines Hypophysenadenoms in der Medizin – die Bibel ist hier wie ein medizinisches Lehrbuch.

Glücklicherweise konnten wir der betroffenen Patientin helfen, mit einer OP, die durch die Nase ins Gehirn ausgeführt wird. Es brachte die Erkrankung zum Stillstand. Die Patientin wurde zwar nicht wieder kleiner, aber auch nicht mehr größer. Am Ende war sie mir ihrem Schicksal versöhnt und hatte Handschuhe und Schuhe in allen Damenkonfektionsgrößen als Zeugnisse eines langen Leidensweges angesammelt. ■

Schneewittchen ohne sieben Zwerge – Allergisch allein zu Haus

Allergien nehmen gnadenlos zu. Immer öfter gibt es Kreuzallergien. Wer zum Beispiel gegen Birkenpollen allergisch ist, reagiert oft auch auf Hasel und Erle – außerhalb der Blütezeit auch auf Äpfel, Möhren, Kernobst, Kiwi und Curry. Wie ist das möglich? All diese Pollen oder Nahrungsmitteln stammen aus einer einzigen Pflanzenfamilie. Ihre allergenen Strukturen ähneln einander deshalb sehr stark, auch wenn das für den Laien auf Anhieb nicht erkennbar ist. In der Fachsprache ist dann die Rede von pollenassoziierten Nahrungsmittelallergien.

Das ist so wie im täglichen Leben, wenn Sie jemanden absolut ätzend finden. Meist hält sich die Sympathie für die Familienangehörigen des anderen dann auch in Grenzen. So ähnlich ist das mit den Kreuzallergien: Wenn Sie auf einen total allergisch reagieren, dann meist auf die ganze Sippe.

Die Allergene in der Natur befinden sich überwiegend an der Oberfläche der Lebensmittel. Wer auf rohen Apfel allergisch reagiert, verträgt hingegen oft Apfelmus und Apfelkuchen. Die allergieauslösende Wirkung reduziert sich nämlich mit dem Grad der Verarbeitung und des Erhitzens. Die Haselnuss hat im Vergleich hierzu weitaus größere Fähigkeiten, Allergien auszulösen. Deshalb führt auch oft noch der gebackene Nusskuchen zu unerwünschten allergischen Reaktionen wie Juckreiz im Mund oder an der Haut und Niesen.

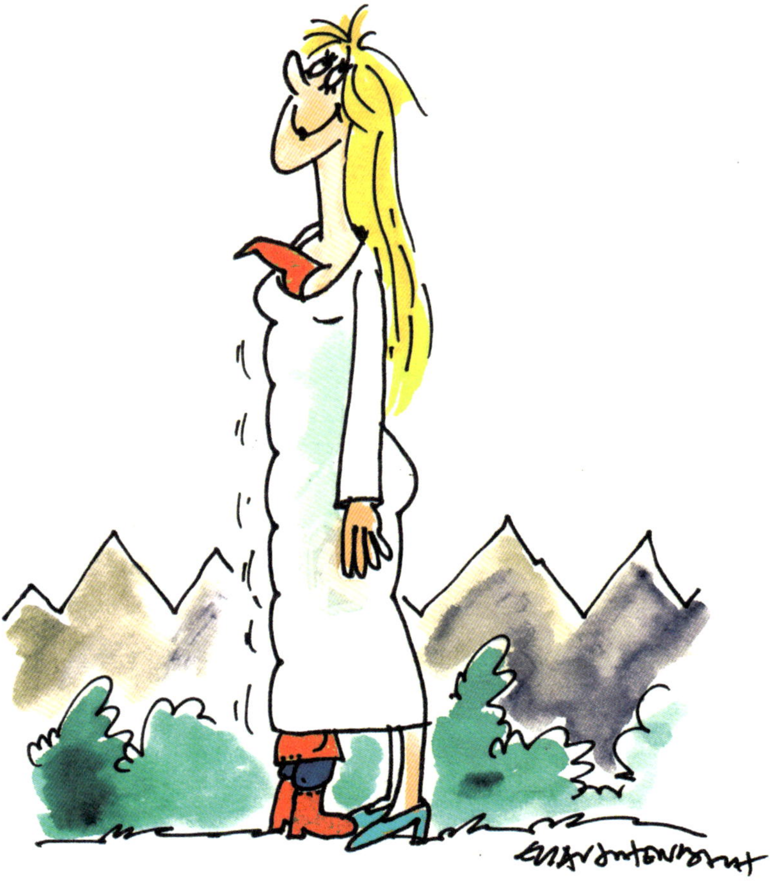

Historisches Beispiel einer solchen Allergie ist Schneewittchen. Mit ihrer schneeweißen Haut und ihren ebenholzfarbenen Haaren ist Schneewittchen der Prototyp einer Person mit einer angeborenen Allergieneigung, der Experte spricht vom „Atopiker".

Aufgewachsen in einer Gegend mit Birken, hat sich Schneewittchen vermutlich früh darauf sensibilisiert. Typische Allergikerkarriere: Im Frühjahr ist die Nase zu! Sie flieht mit dem Jäger weg von den problematischen Birkenwäldern und vor der narzistisch-bösen Stiefmutter und findet neues Lebensglück bei den sieben Zwergen hinter den sieben Bergen. In dieser Umgebung herrscht ein pollenarmes Klima, das Schneewittchen überaus gut tut. Berge und Bergwerke sind heilklimatische Zufluchtsorte für Pollenallergiker. Die geschundenen Atemwege können sich wieder erholen und die Lebensqualität kehrt zurück.

Die böse Stiefmutter weiß um Schneewittchens gesundheitliche Probleme. Der Pollenallergiker ist oft zeitgleich mit allergischem Asthma geplagt. Das bedeutet ein reduziertes Lungenvolumen und das Gefühl, die Luft nicht richtig aus der Lunge herausbringen zu können. Das Gefühl inneren Erstickens. Hier setzt die böse Stiefmutter ihren ersten teuflischen Plan um: Sie schnürt Schneewittchen so eng, dass ihr die Luft weg bleibt. Gelegentlich reicht ein Schreck, ein Trauma oder eine Stresssituation aus, um beim Allergiker die Lungenatmung einzuschränken. Derjenige empfindet das dann so, als ob er „eingeschnürt" wäre.

Beim zweiten Tötungsversuch mit dem „vergifteten" Kamm nutzt die Stiefmutter das Wissen um die sehr gut durchblutete Kopfhaut des Menschen aus. Das Allergen gelangt so binnen weniger Sekunden in Schneewittchens Kreislauf und löst einen allergischen Schock aus. Erst als die Zwerge wieder nach Hause kommen und den präparierten Kamm herausziehen, lässt die Schockwirkung langsam nach und Schneewittchen kann sich gerade noch erholen.

Im dritten Anlauf bringt die böse Stiefmutter einen präparierten Apfel mit, von dem es heißt, die rote Seite sei vergiftet und die grüne Seite nicht. So steht es im Märchen. Die böse Stiefmutter nutzt dabei aber modernstes medizinisches Wissen! Sie selbst ist nicht allergisch, beißt in die grüne Hälfte des Apfels und gibt ihn Schneewittchen mit dem roten Teil weiter – die rote Seite hat perfiderweise deutlich mehr Allergene an der Oberfläche als die grüne. Schneewittchen verschluckt sich: Der Apfel löst eine allergische Kreuzreaktion aus (Kreuzallergie Birke–Apfel) und solange ein Stückchen davon in Schneewittchens Hals steckt, reagiert ihr Körper mit einer schweren Schleimhautschwellung, einem Glottisödem der Atemwege nämlich. Die Arme wirkt dabei wie in einem Schwebezustand zwischen Tot und Leben. Erst als der gläserne Sarg umkippt und sich das Apfelstück aus ihrem Hals löst, ist die Bedrohung durch die Allergie beendet.

So ist das Märchen von Schneewittchen eine wunderschöne medizinische Erzählung über Allergien im Alltag – im Allergiezeitalter aktueller als je zuvor. Es ist schon ein Kreuz mit den Allergien – nicht nur mit den Kreuzallergien! ■

Jägerlatein – Das leuchtende Arschgeweih

Der heilige Hubertus war ein leidenschaftlicher Jäger. Seiner waidmännischen Passion ging er mit großer Begeisterung nach. Bei einer Verfolgungsjagd verschlug es ihn in den tiefen finsteren Wald. Dort verlor er gänzlich die Orientierung und fand nicht mehr heraus. Soweit die Sage. Heute würde man sagen, sein GPS-gestütztes Navi habe ihn total falsch in die hinterste Pampa geführt und dann auch noch den Geist aufgegeben.
Dort jedenfalls erschien ihm ein kapitaler Hirsch mit einem leuchtenden goldenen Kreuz im Geweih. So erzählt es die Überlieferung. Hubert, der Jäger, ließ von seinem Jagdtrieb ab, schenke dem geweihten heiligen Tier das Leben und folgte Gott nach. Also gab es damals schon so etwas wie ein spirituelles Rescue-Kit.

Neulich hatte ich auch so eine Begegnung der dritten Art. Das leuchtende Kreuz war aber nicht inmitten des Geweihs, sondern an einer Flasche, von deren Inhalt ich zuvor ausgiebig gekostet hatte. Diese Erleuchtung kostete nicht mal die Welt – dafür fast meinen Führerschein.

Die heutigen Jäger sind weniger spirituell, auch wenn sie Hubert heißen und diese ominösen roten „Forst“-Schilder hinter ihren Windschutzscheiben baumeln lassen. Tagsüber geht es als Versicherungskaufmann um Abschlussraten, nach Feierabend auf der Pirsch um Abschussraten.

„Ist Dein Haus zu groß für Dich?", titelte vor Jahren eine Annonce unter der Rubrik „Wohnungsgesuche" der Tübinger Zeitung. Darunter im Text weiter: „Dynamisch-sportlicher Jungjäger (Jurastudent) sucht lebenserfahrene Sie für gemeinsame nächtliche Pirsch. Hochsitzerfahrung vorteilhaft".

Wo immer weniger bejagbares Wild im Forst ist, dort steuern Tattoo-Studios gegen den Artenschwund und den Mangel an Geweihtrophäen an. Wird das Geweih nicht mehr vorn auf dem Kopf des Tieres getragen, dann hinten auf der Beckenschaufel der Beautys dieser Welt. Insgeheim glaube ich, dass die Zahl der Geweihe dabei immer gleich bleibt.

Wenn nun ein besonders prächtiges Exemplar eines solchen Arschgeweihs vom Tätowierer mit Eisenpigmenten optisch angereichert wird, was der bunten Farbgestaltung gut tut, dann kann es plötzlich eine ganz heiße Sache werden – dann nämlich, wenn die zumeist weibliche Trägerin eines solchen Schmucktattoos eine radiologische Untersuchung hat.

Die diagnostische Errungenschaft hinter dem Kürzel MRT heißt Kernspin. Im Kernspin werden durch magnetische Kräfte jenseits des menschlichen Vorstellungsvermögens im atomaren Bereich der Teilchenwelt Elektronen aus Ihrer Bahn ausgelenkt. Die räumlichen Dimensionen und Kräfte erinnern an den Spruch: „... wenn wir hier husten und in China ein Sack Reis umfällt". Genau genommen ist es so, wenn nicht nur ein Sack Reis umfällt, sondern Hunderte genau zur gleichen Zeit. Und wenn dann diese umgekippten Säcke in Sekundenbruchteilen auch noch in ihre senkrechte Ausgangsposition zurückkehren und wir das bei uns hier sogar messen können, dann ist das genauso phänomenal wie eine Kernspin-Untersuchung: mit dem menschlichen Verstand kaum noch zu begreifen. Ein Faszinosum. Die Kippung der Achse von Elektronen im menschlichen Körpergewebe zu messen.

Bevor wir an uns und unseren rudimentären Physikkenntnissen verzweifeln, bleiben wir lieber bei dem Beispiel mit dem Sack Reis: Wenn nun diese Säcke nicht nur einmal hin- und her kippen, sondern bis zu hundert Mal in der Sekunde, was passiert dann? Sagen sie jetzt bitte nicht „chinesische Flühlingslolle mit Leissuppe". Nein, es bildet sich der physikalisch niedrigste Zustand von Energie. Und das ist in diesem Fall nun einmal Wärme. Beschleunigen Sie ein Auto – Sie brauchen Benzin oder Strom. Bremsen Sie ein Auto – es entsteht Wärme an den Bremsbacken. Mit der Wärme können Sie das Auto dann aber nicht mehr beschleunigen. Es ist der niedrigste Zustand von Energie.

Sie können die Wärme aber gut in Ihre zwischenmenschliche Beziehung einbringen. Dort herrscht paradoxerweise sogar schon ein Mangel an Wärme, obwohl wir sonst kaum wissen wohin mit der globalen Wärme. „Global warming but human undercooling" ist der thermodynamisch-emotionale Widerspruch unserer Zeit!
Vor dem Betreten des Kernspins muss man alles Metallische und Magnetische im Vorraum ablegen. Mit der Uhr und der Kette ist das einfacher als mit dem Arschgeweih. Haben Sie es schon mal ausprobiert?

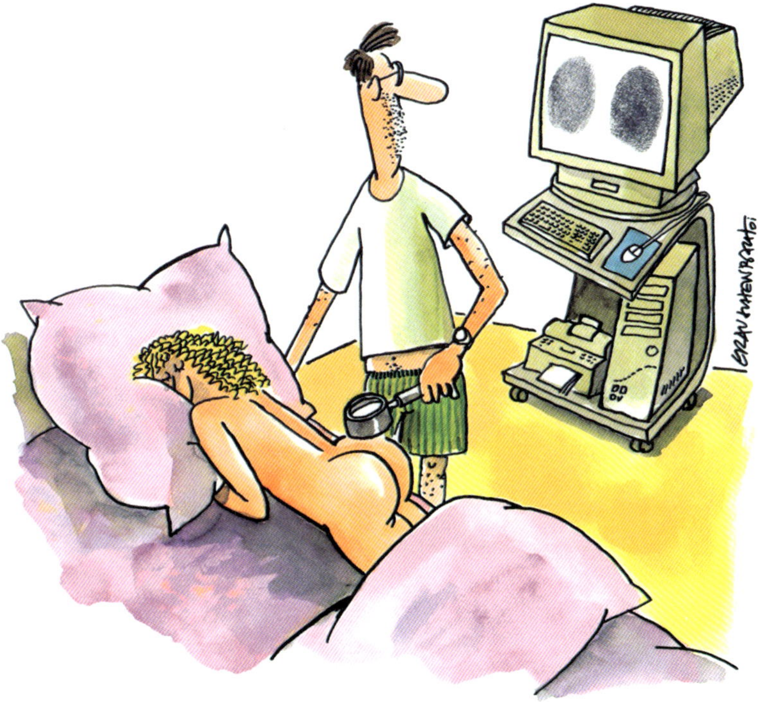

Mit Hilfe der neuen Software entdeckte er Fingerabdrücke, die nachweislich nicht mit seinen übereinstimmten.

Wenn nun das Arschgeweih mit reichlichen farbenfrohen Eisenpigmenten eintätowiert wurde, geschieht im Kernspin bald folgendes: Die Eisenpigmente im körpereigenen Tattoo werden rasend schnell hin und her bewegt, weil sie im Magnetfeld eine physikalische Veränderung erfahren (denken Sie jetzt genau an die tausend Säcke mit Reis, die pausenlos hin- und hertaumeln), und es wird dort auf der Haut so richtig warm. „Warm" ist aber noch viel zu harmlos formuliert. Im Fall hoher Eisenkonzentration fängt es auf der Haut erst zu leuchten und dann sogar zu glühen an.

Wenn Sie also durch die Stadt gehen und vor ihnen geht jemand, der (respektive die) gerade aus einer Radiologiepraxis kommt und bei dem (der) das Arschgeweih leuchtet wie auf der Jägermeisterflasche das Kreuz, dann können Sie dies nach dieser Geschichte als Ihre ganz persönliche Erleuchtung betrachten. Waidmannsheil! ■

Sprechstunde 4:

Lieben und geliebt werden

Eros, Sex und Evolution

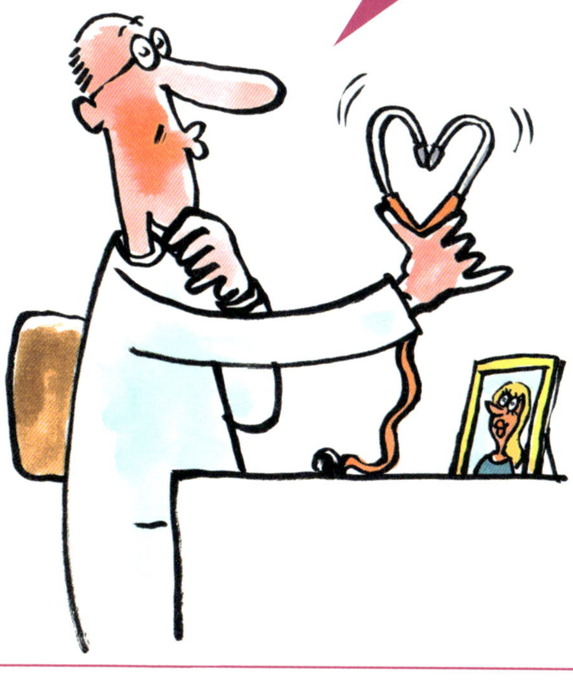

Küssen verboten!

Die demographische Falle lauert überall: Schulen ohne Kinder. Altenheime ohne Pfleger. Ostdeutsche Länder ohne Ärzte. Wir spüren es allerorten. Die deutsche Frau bekommt nur noch eins Komma drei Kinder. Konrad Adenauer irrte bekanntlich, als er sagte: Kinder bekommen die Leute immer. Ja schon, aber nur Frau von der Leyen ist dem alten Adenauer so treu ergeben, dass sie es sich mit ihren sieben Kleinen auch wirklich zu Herzen genommen hat.
Nachdem milliardenschwere Programme zur Nachwuchsförderung im wahrsten Sinne des Wortes nicht gefruchtet haben, möchte ich meine Vorschläge in den Ring werfen. Wer bessere hat, der schreibe mir! Bitte bedenken Sie, ich habe bereits drei Kinder und bitte Sie deshalb, Ihre Vorschläge nicht direkt auf meine Person auszurichten. Anatomische und biologische Gesetze sind mir ebenfalls nicht gänzlich fremd. So darf ich auch einige Exemplare des Kamasutras dankend an meine aufmerksamen Leser zurücksenden.

Modell A: Abschalten

„Wir müssen einfach mehr abschalten“, sagt mein Psychologe. Der Stress ist schuld. Also: Schalten Sie mal richtig ab! Deutschland schaltet nun bis 2020 komplett ab. Ich glaube ja, dass der rasche Atomausstieg letztlich ein geheimes Familiengründungsprogramm ist. Sozusagen ein Röttgen-Schröder-von-der-Leyen-Undercover-Projekt. Es dient dazu, wenn die Solar-

anlagen im Winter verschneit und die Off-shore-Windräder in der Nordsee vereist sind und die noch nicht gebauten Stromnetze zusammenbrechen, wir im dunklen Schlafzimmer keine Briefmarkensammlungen mehr anschauen können ...
Immer neun Monate nach einem Stromausfall steigt die Geburtenrate. Also entweder jetzt schon regelmäßig Strom abschalten oder den sofortigen Ausstieg einfordern!

Modell B: B wie verBieten
Sollte der Fernseher aber weiterlaufen, weil genug französischer und tschechischer Atomstrom da ist, dann sollte der TV-Monitor folgende Botschaft – Plan B – in alle bundesdeutschen Wohnzimmer tragen: Warum haben Adam und Eva vom verbotenen Apfel gegessen? Nicht, weil sie nur hungrig waren, nicht, weil es im Paradies zu wenig zu essen gab. Nein – weil es verboten war. Strengstens verboten. Je strenger etwas verboten ist, umso mehr wird es gemacht. Zur Zeit der Prohibition in Amerika war Alkohol so begehrt wie nie zuvor und danach. Nachdem das Alkoholverbot aufgehoben worden war, war das Trinken relativ uninteressant geworden.
Ein Freund, seines Zeichens Zahnarzt aus Westdeutschland, hatte sich bei einer Reise nach Dresden zu DDR-Zeiten in eine hübsche Frau verliebt. Er war ehemals Militärpilot, konnte so auch nach Dresden kommen und sie unter Lebensgefahr in einem kleinen Privatflugzeug in den Westen schmuggeln. Die Vorbereitungen kosteten ihn zwei Jahre und ein richtiges Vermögen. Heute ist die Grenze auf und er hat jetzt ein Verhältnis mit seiner Zahnarzthelferin.

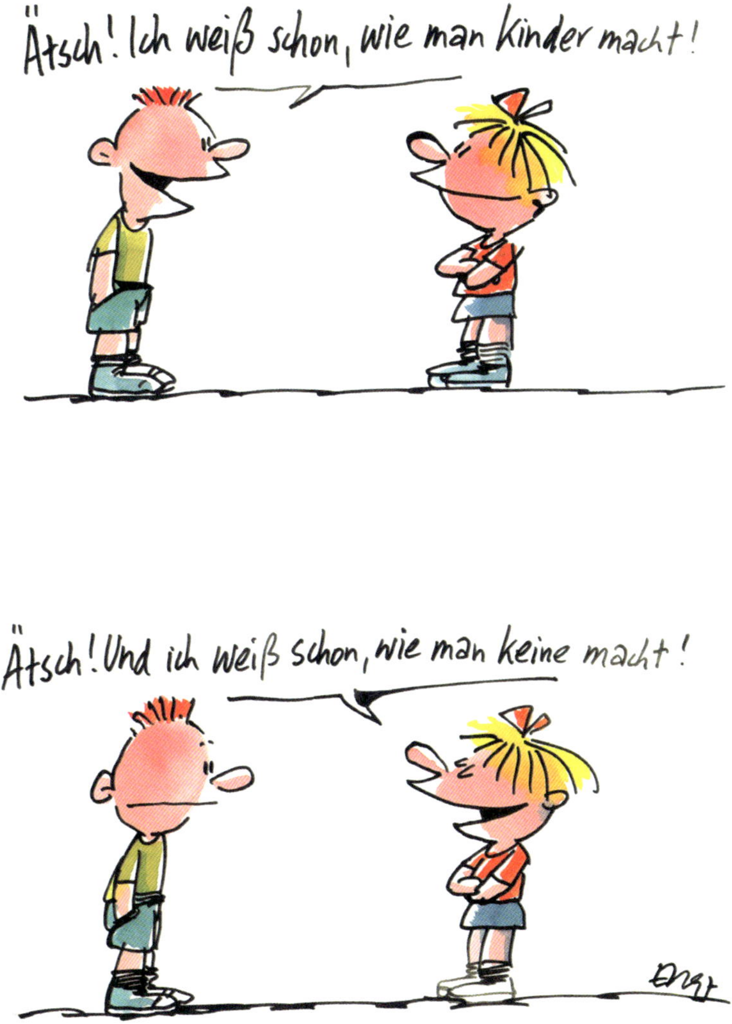

Ätsch! Ich weiß schon, wie man Kinder macht!
Ätsch! Und ich weiß schon, wie man keine macht!

Willst du in Deutschland Aufmerksamkeit, musst du etwas verbieten. Streng verbieten. Im Jahr 2011 gab es einen Versuch, Naturheilmittel zu verbieten. Aufschrei im Internet. Unterschriftenlisten in Apotheken. Petitionen an den Deutschen Bundestag und an alle Abgeordneten! Am Ende musste der Verbandsvorsitzende des Naturheilkundeverbandes Olaf K. eingestehen, er habe den Entwurf falsch gelesen und fehlinterpretiert, die Naturheilkunde werde sogar dadurch nachhaltig gestärkt! Verbiete etwas und du bekommst Aufmerksamkeit.
So machen das auch die Paartherapeuten. Wenn es in einer Ehe mehr als kriselt und nichts mehr läuft, dann wirkt allein noch folgende Strategie: Der Paartherapeut verbietet dem Paar den Sex, aufs strengste. Vier Wochen lang ist lediglich das Streicheln aller Zonen erlaubt, die erogen nur mittelmäßig interessant sind (beispielsweise Ellbogenknochen oder Kniescheibe). Was meinen Sie, was passiert? Die zwei ehemals Desinteressierten fallen nach kurzer Zeit wie ausgehungerte Raubtiere über einander her und brechen alle Verbote wie Romeo und Julia. Weil der Therapeut es ihnen zuvor verboten hatte! Hätte er es erlaubt, wäre der Reiz des Verbotenen ja total weg gewesen und dann hätte der gewisse Kick gefehlt … – wie bei einer Affäre mit der besten Freundin der eigenen Frau. Die Bibel hatte es immer gewusst: Verbote machen eine Sache erst reizvoll!

Und die Moral von der Geschichte? Die Wir-möchten-so-gern-Großeltern-werden-Generation, die immer sagt: „Na, wann kommt denn nun endlich unser erstes Enkelchen?“, macht genau das Falsche. Die Omas und Opas in spe erzeugen eine

Erwartungshaltung, die hemmt! Sie müssen stattdessen sagen: „Viel Glück in der eintönigen Ehe, die vor Euch liegt. Hoffentlich habt Ihr Euch das wirklich gut überlegt! Lasst Euch mit dem Kinderkriegen Zeit, wir wollen noch ein paar schicke Kreuzfahrten machen, bevor Ihr uns zu Großeltern macht! Bevor Sie das Ticket zur ersten Kreuzfahrt in den Händen halten, ist dann der Nachwuchs oft schon da. Und dann heißt es Zwillinge mit Windeln statt Doppelkabine mit Meerblick.

Verbiete es und es wird interessant! Deshalb: Frau Merkel erhebt ihren Stand der absoluten Kinderlosigkeit zur nationalen Lösung mit Verbindlichkeitsanspruch, tritt vor die laufenden Kameras und verbieten allen Deutschen im Hauptabendprogramm das Kinderkriegen. Text der Merkel'schen Regierungserklärung: „Ich freue mich, dass die Deutschen ab jetzt keine Kinder mehr bekommen dürfen! Alternativlos und unumkehrbar!“ Wissen Sie, was in dieser Nacht in Deutschland für Verkehrsgeräusche in deutschen Schlafzimmer zu hören wären? So viel Geld kann die siebenfache Mutter von der Leyen gar nicht als Anreiz zum Kinderkriegen ausgeben, wie plötzlich Nachwuchs da wäre! Die Schnullerproduktion müsste Sonderschichten fahren und der mit Trachtenjanker gestylte Baby-Gläschen-Klaus würde nur noch „Hipp, Hipp, Hurra!“ rufen. Der Wutbürger würde endlich wieder zum Brutbürger! ■

Das Boris-Phänomen oder warum das Baby wie der Papa ausschaut

Die Natur ist schlauer als jeder Anwalt. Wer es zum Vater schafft, nimmt es danach oft nicht so ernst mit seiner Vaterschaft. Inzwischen werden ein Drittel der deutschen Kinder unehelich geboren, lese ich gerade beim Frühstück in der Tageszeitung. Viele Mütter kämpfen dann verzweifelt jahrelang um den nötigen Unterhalt. Alleinerziehend, Job und Kind und der Erzeuger über alle Berge, das ist eine Riesensauerei.

Männer wehren sich wiederum mit Händen und Füßen gegen die finanziellen Folgen einer amourösen Affäre, die ja eigentlich mit einem anderen Körperteil begann. Das einzigartige Produkt menschlicher Liebe wird sogar kriminalisiert! Da ist dann plötzlich der ungeheuerliche Vorwurf vom vorsätzlichen Samenraub im Spiel! „Wer anderen eine bewegliche Sache wegnimmt, wird mit Haft bis zu zwei Jahren bestraft", heißt es im Strafgesetzbuch. Und beweglich war die Sache ja tatsächlich. Sehr beweglich sogar.

Samenraub – ich habe ja schon viel gehört von Bankraub bis Postzugraub. Aber Samenraub, dachte ich bisher, käme nur vor, wenn jemand eine Samenbank überfällt. Also richtig wie im Krimi, mit vorgehaltener Knarre und so. Wer hat denn in der Besenkammer die nackte Kanone gezogen? Die Täterin oder das wirklich bedauernswerte Samenraub-Opfer? Das Aufregendste an dieser Geschichte war für mich dann das erste

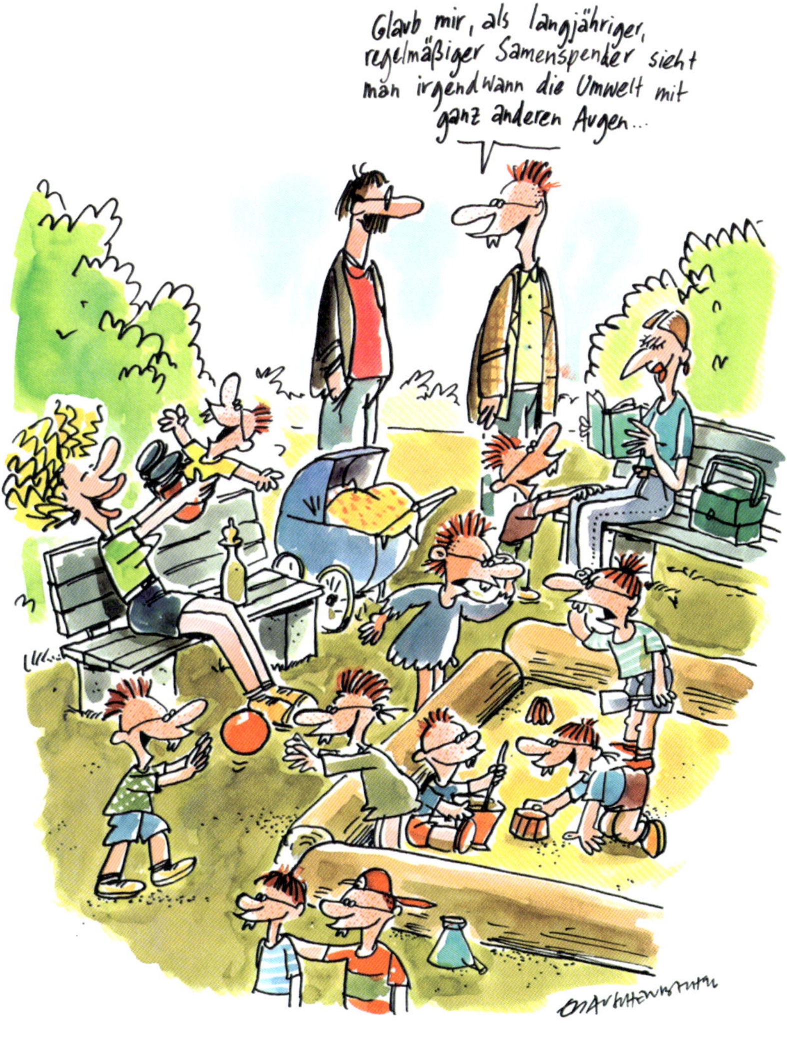
Glaub mir, als langjähriger, regelmäßiger Samenspender sieht man irgendwann die Umwelt mit ganz anderen Augen...

Foto von der kleinen Anna in den Medien. Der süße kleine Rotschopf: „Ganz der Papa!“, riefen alle. Zehn Millionen BILD-Leser können nicht irren. Unmöglich!
Da half kein Leugnen und Zähneknirschen mehr. Ausrede zwecklos. Alle Anwälte der Welt hätten nicht genug Argumente aufbieten können, die Sprache der Natur zu überlisten.

Mutter Natur hat wirklich an alles gedacht. Eine Frau kennt ja Ihr Kind von Geburt an. Sogar die Mutter der Mutter kann auf einer Säuglingsstation allein am Körpergeruch das eigene Enkelchen erkennen. Ein Mann kann das nicht. Das, was da so reichlich zerquetscht und schreiend ans Licht der Welt kommt, sollte ihm irgendwie sympathisch sein oder werden, damit er sich seiner väterlichen Pflichten bewusst wird. Er, der die optischen Konturen aller Nobelsportmarken in- und auswendig kennt, PS-Zahl und Drehmomente – er soll jetzt stinkende Windeln wechseln und sich am Anblick des Nachwuchses erfreuen, der anfangs eher wie ein benutzter Airbag nach dem Auffahrunfall aussieht?

Und da hat Mutter Natur nun wieder an alles gedacht. In den ersten zwei Lebensjahren werden die Gene und Merkmale, die den Vater optisch an seine Vaterschaft glauben lassen, besonders stark aktiviert. Typische männliche Merkmale treten überproportional hervor. Schauen Sie einmal Ihre eigenen Kinderfotos durch! Wenn Sie meinen, ich irre, dann werden Sie bitte nicht zu kritisch. Es könnten ja auch noch andere väterliche Gene im Spiel sein: Immerhin geschätzte fünf bis zehn

Prozent aller Kinder sind nicht vom rechtlichen, sondern vom genetischen Vater. „Kuckuck, Kuckuck“, ruft es aus dem Wald der Empfängnis!

Nachdem die ersten zwei Jahre mit Windeln wechseln und Fläschchen geben vorbei sind, kommen dann wieder mehr die mütterlichen Gene beim Kind zum Vorschein. Irgendwie soll das Kind ja einmal einen attraktiven Partner finden! So sichert die Evolution die Akzeptanz des Vaters zu seinem Kind ab. Ganz schön clever, die Natur. Es funktioniert. Mit oder ohne Samenraub. ■

Verliebte Meerschweinchen

Jüngste Untersuchungen bestätigen, was ich schon lange vermutet habe: Wer verliebt ist, nimmt von der Umwelt nur einen Bruchteil wahr. Bis zu acht Wochen, manchmal bis zu sechs Monaten ist das Realitätsvermögen total eingeschränkt. Man könnte ohne Übertreibung von einem nichtalkoholischen Vollrausch sprechen.

Aber je länger der Rausch dauert, desto böser wird hinterher oft das Erwachen. Vielleicht sind Sie sogar schon verheiratet, wenn das Gehirn seine normale Tätigkeit wieder aufnimmt!

Die wohlmeinenden Ratschläge der Eltern und Verwandten, sie können in dieser Zeit gar nicht wahrgenommen werden: mangelnde Zurechnungsfähigkeit im Zustand der Verliebtheit.

In Zukunft sollte man sich vor Gericht nicht auf seine schwere Kindheit, sondern auf seine attraktive Freundin berufen. Eine typische Szene wäre dann: „Ich war so verliebt, dass ich glatt vergessen habe, beim Juwelier vor dem Rausgehen das Collier zu bezahlen! Herr Richter, ich hatte keine schwere Kindheit und war auch nicht betrunken, als ich straffällig wurde. Ich war nur einfach nicht im Besitz meiner geistigen Fähigkeiten, als ich die Bank ausgeraubt habe, weil ich frisch verliebt war. Ich plädiere auf der Basis neuester Forschungsergebnisse auf mildernde Umstände wegen mentaler Beeinträchtigung."

Pech haben Sie nur, wenn sich der Richter ein Foto zeigen lässt und darauf Miss Piggy abgebildet ist. Vielleicht müssen Sie dann eher zur MPU – der Medizinisch-Psychologischen Untersuchung –, auf Bayerisch: zum „Depperl-Test“. Eine befreundete Scheidungsanwältin meint: „Geben Sie Ihrem Partner, der einer/einem anderen hinterherläuft, sechs Monate Zeit, um wieder in die Realität zurückzufinden. Wenn er danach nicht zur Besinnung gekommen ist, dann ist er völlig außer Kontrolle – irreparabler Festplattenschaden, Komplettaustausch erforderlich.“

Durch Untersuchungen der Hirnstromkurven und der Durchblutungsaktivität mit moderner Diagnostik des Hirnstoffwechsels konnte tatsächlich gezeigt werden, dass die Verliebten um sich herum Dinge nicht wahrnehmen, die für andere offensichtlich da sind. Den oder die Angebeteten sieht man hingegen wirklich in den rosigsten Farben. Sogar die Farbwahrnehmung ändert sich! Die rosarote Brille ist also nicht nur eine Erfindung der Volksseele. Sie existiert wirklich.

Und das gilt nicht nur beim Homo sapiens, sondern sogar beim Meerschweinchen, wie jüngst gezeigt werden konnte: Verliebte Meerschweinchen finden das Futter später. Ist das nicht schön! Die Meerschweinchen, die verliebt sind, machen sich weniger aus dem Essen. Sie leben von Luft und Liebe! Wozu schnöde Kalorien futtern, wenn es stattdessen jetzt Bussis gibt … Bis verliebte Meerschweinchen in einem Testversuch mit verstecktem Futter in einem Gangsystem das Futter fanden, dauerte es deutlich länger als zuvor im Singledasein.

Warum macht die Natur das? Ihr geht es vor allem um eins, um das Überleben der Art! Wenn zwei geschlechtsreife Individuen sich noch nicht sympathisch genug finden, hilft Mutter Natur mit einem Trick nach. Sie blendet mit natürlichen Botenstoffen

aus der Großhirnrinde alle anderen Dinge solange aus, bis die beiden zueinander gefunden haben. Das ist ein Vollrausch ohne synthetische Drogen, viel schlimmer: mit rein natürlichen, körpereigenen, die noch nicht einmal beim Dopingtest nachweisbar sind! Spätere Ausreden sind zwecklos.
Und nach sechs Monaten kehrt die graue Alltagsroutine wieder ins Leben ein. Wenn sich dann das Bäuchlein schon wölbt, wird sofort der nächste Instinkt geweckt, nämlich der Nestbau- und Brutpflegeinstinkt. Dagegen hilft kein Kraut, synthetisch oder natürlich, denn Instinkte sind Reaktionen, die nicht erlernt werden müssen, weil sie einfach im Unterbewusstsein allgegenwärtig sind. Ist das Kleine dann da, geht es mit dem Boris-Phänomen von oben weiter, warum das Baby wie der Papa aussieht und sich dieser zu ihm hingezogen fühlt.

Und so werden wir ein Leben lang von unseren Instinkten gesteuert, obwohl wir immer behaupten, alles selbst zu kontrollieren. Eines aber ist ganz sicher: Die Natur ist diejenige, die uns immer ganz fest unter ihrer Kontrolle hat. Unsere Eltern, Großeltern und Urgroßeltern haben ja instinktiv alles richtig gemacht. Sonst wären wir nicht gerade da, wo wir jetzt sind, als das instinktive Produkt menschlicher Liebe früherer Generationen. ■

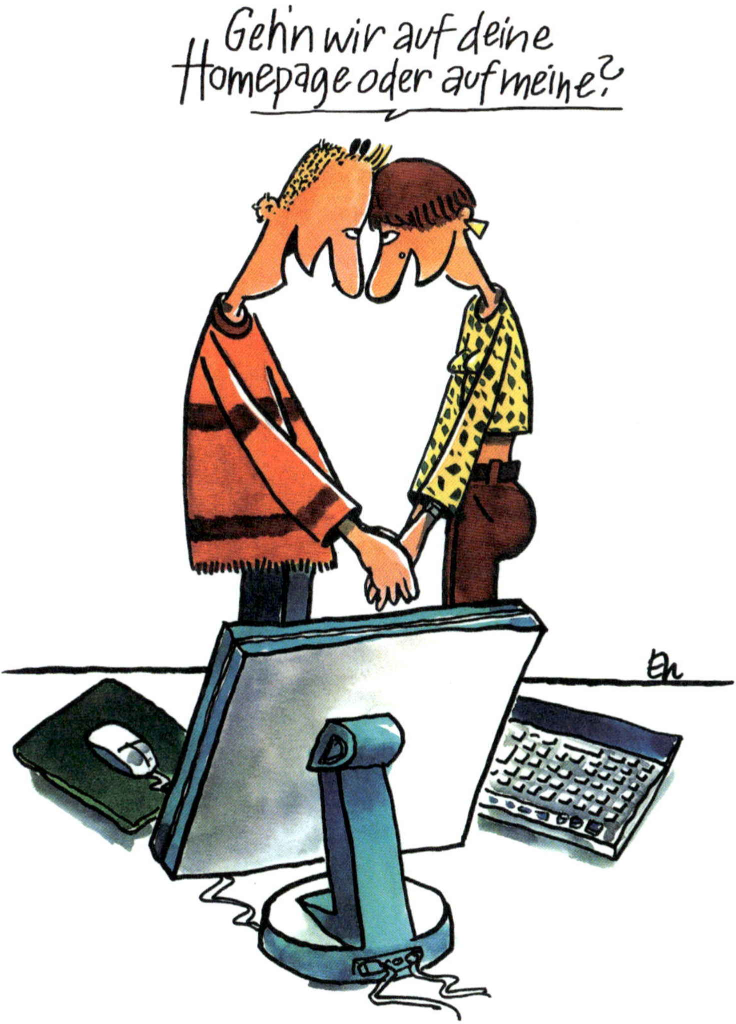
Gehn wir auf deine Homepage oder auf meine?

Paul und seine elf Blutsbrüder

In Tübingen gab es zur Zeit meines Studiums drei gemischte Verbindungen. Das heißt, Studentinnen und Studenten wohnten in den einstigen Männerbastionen zusammen unter einem Dach. Zumeist auf getrennten Zimmern. Aber nicht immer, und das immer öfter.

Den allgemeinen Umgangsformen auf dem Haus tat dieser Umstand sicherlich gut. Der Entwicklung der Bevölkerungszahlen sicherlich auch. Inzwischen studieren die Kinder meiner Studienkolleginnen und -kollegen dort, wo einst ich mit ihren jetzigen Eltern zusammenwohnte, die damals noch „mitfühlende“ und „mitwohnende“ Singles waren.

Nach der Bundeswehrzeit dachte ich zunächst, die Trinkfestigkeit unserer Armee sei nicht zu überbieten. Das medizinische Studium belehrte mich bald schon eines Besseren. Welche Trinkfestigkeit junge Frauen haben, wurde mir erstmals dort wirklich bewusst.

Eines Abends verließ „unser Paul“, wie wir ihn nannten (der Name wurde vom Verfasser aus Angst vor persönlichen Repressalien geändert), als erster das Fest, während die Mädels noch eifrig weiter feierten und ihrem schlechten Ruf alle Ehre machten.

Paul hatte einige Semester in England Chemie studiert und war nun abends vom Österberg mit dem Fahrrad unterwegs nach Hause in die Vorstadt. Er dachte immer noch, er sei bergab auf der richtigen Straßenseite unterwegs – aber Paul war ja seit

einigen Tagen nicht mehr in England und so kam ihm der Autofahrer direkt entgegen … Das Drama nahm also seinen Lauf. Paul kollidierte auf der abschüssigen linken Fahrbahnseite mit voller Wucht im Dunkel der Nacht mit seinem unbeleuchteten Fahrrad mit dem entgegenkommenden Fahrzeug und wurde vom Notarzt schwer verletzt in die Berufsgenossenschaftliche Unfallklinik gefahren.
Da das Ereignis auf der anderen Seite des Österberges stattfand, bekamen wir zunächst nichts davon mit. Blaulicht, Martinshorn, Rettungshubschrauber – das sind in einer Stadt wie Tübingen mit zahlreichen Kliniken Alltagsgeräusche. Erst als uns ein Kommilitone Pauls völlig zertrümmertes Fahrrad an der Haustür übergab, wurde uns schlagartig klar, was passiert sein musste.
Unsere Entscheidung stand sofort fest: Auf zur Unfallklinik! Alle elf anwesenden Bundesbrüder. Sofort! Per Sammeltaxi „SAM“.
Gesagt, getan. Der Pförtner der BG-Unfallklinik verweigerte uns aber morgens um vier Uhr den Zugang zur Intensivstation: „Niemand darf zu dieser Stunde noch in die Klinik, schon gar nicht auf die Intensivstation und vor allem nicht, wenn es sich nicht um persönliche Angehörige handelt.“
„Angehörige“, raunte Joey, verächtlich, „Angehörige. Wir sind seine elf BUNDESbrüder!“
„Also, wenn Sie seine elf BLUTSbrüder sind,“ antwortete der Nachtportier völlig verdutzt, „ist das natürlich etwas anderes!“
Er sperrte uns ehrfürchtig die Pforte auf und begleitete uns persönlich sofort zur Intensivstation. Er fragte mich noch:

„Von welchem Stamm seid Ihr, Sioux oder Apachen?“ „Letztlich alle vom Stamme Davids“, antworte ich, und er säuselte: „So was habe ich lange schon nicht mehr erlebt.“
Es war ein Bild des Jammers. Paul war eingegipst vom Hals bis zu den Knien. Nur vorn und hinten im Beckengips waren kleine Aussparungen für das Allernötigste, was er in dieser Situation noch von sich geben konnte. Auf den Röntgenbildern zeigten sich ein Verlust fast aller Frontzähne, multiple Brüche der Arme bis hin zu Beinen, Becken und Wirbelsäule.
Der einzige Trost für ihn war, dass er als geborener Sunnyboy pausenlos in seinem mondänen Einzelzimmer von sehr hübschen und sehr netten Krankenschwestern umringt war. Das gab ihm spürbar Kraft, wieder gesund zu werden!
Es war für einen jungen Hengst wie Paul schon ein Drama, wenn er für viele Wochen nicht mehr auf die Koppel kann. Eingegipst von oben bis unten. Und Paul machte auch gern mal den Hengst, wie jeder wusste und auf seine Freundin immer besonders gut aufpasste, wenn Paul in der Nähe war. Sein Spitzname war nicht von ungefähr „der Flotte-Dreier-Pauli“, weil er gern in jedem Arm eine Freundin hatte. Jetzt aber war er auf Monate außer Gefecht gesetzt. Das hatte irgendwie auch etwas Beruhigendes für uns.
Mit jedem weiteren Besuch gewannen wir den Eindruck, dass sich eine hübsche Physiotherapeutin besonders intensiv um ihn kümmerte. Er, der bereits fest vergeben war in die fürsorglichen Händen einer sehr gut gebauten brünetten Hebamme, ließ sich täglich physiotherapeutisch maximal verwöhnen. Wir erfuhren nur am Rande, dass einmal nach einer Therapie-

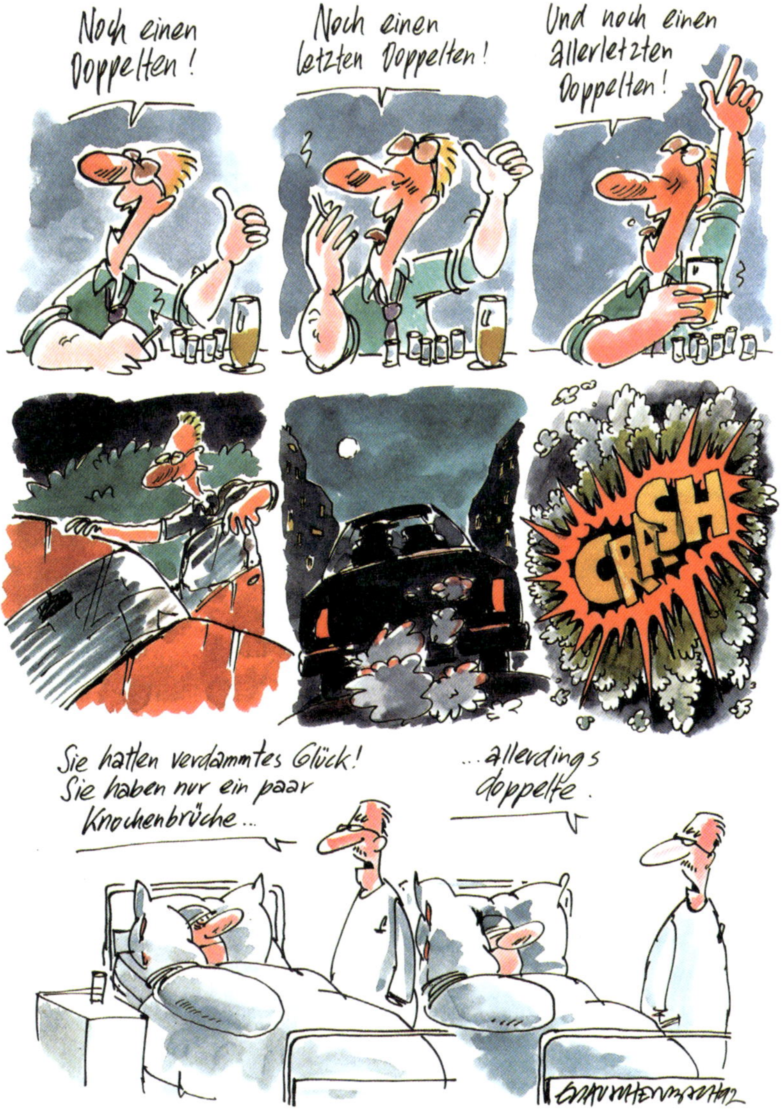
Noch einen Doppelten!
Noch einen letzten Doppelten!
Und noch einen allerletzten Doppelten!
CRASH
Sie hatten verdammtes Glück! Sie haben nur ein paar Knochenbrüche...
...allerdings doppelte.

sitzung, die laut lebenserfahrenem Oberarzt eher ein Ritt als eine Sitzung war, der Beckengips komplett erneuert werden musste. Weitere Details gab es nicht – ärztliche Schweigepflicht.

Seine Freundin, die Hebamme, löste dann plötzlich die Verlobung auf und weigerte sich kategorisch, bei der Physiotherapeutin die Entbindung vorzunehmen, deren Bauch von nun an dicker und dicker wurde. Da wurde uns einiges klar! Völlig eingegipst war der wilde Paul zum Passiv-Paulchen-Papa geworden.

Paulchen wurde noch im laufenden Krankenstand Vater. Seine Frau legte ihm das Kind auf den Bauch, wie man es sonst einer jungen Mutter auflegt. Er lag ja noch immer im Gipsbett auf dem Rücken wie eine umgekippte Schildkröte auf ihrem dicken Panzer. Völlig hilflos, eben typisch Paulchen! Er kam allein und sie verließen das Krankenhaus zu dritt. Dreier-Pauli machte seinem Namen jetzt wirklich alle Ehre.

Paul beendete einige Zeit später sein Chemiestudium. Aber die chemischen Moleküle interessierten ihn danach nicht mehr. Vor allem die chemische Verbindung für Alkohol war ihm von da an völlig schnuppe – dafür nahm er aber das Rechtsfahrgebot sehr genau.

Er bekam eine Stelle bei einem großen börsennotierten Versicherungskonzern und verkauft heute sehr erfolgreich akademischen Risikogruppen – wie jungen Chemiestudenten – Policen, die er selbst mitentwickelt hat, für ganz außergewöhnliche Risiken im Leben. ■

Sprechstunde 5:

Pflanze, Tier und Mensch

– Im Einklang mit sich und der Natur

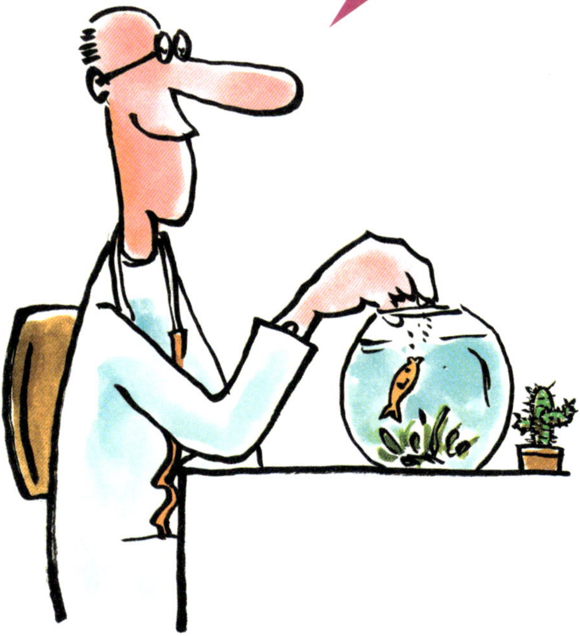

Oranje: lecker Möhrchen mit viel Potential

Unsere heutigen Möhren stammen ursprünglich aus der großen Wurzelfamilie und indirekt von der Schwarzwurzel ab. Ob junge Mütter ihren Babys mit gleicher Begeisterung das schwarze Zeug in den Schlund schieben würden, bleibt äußerst fraglich. Jedenfalls korrespondiert die frische Röte im Gesicht eines Babys besser mit dem erfrischenden Rot im Gläschen als mit der klassischen Schwarzwurzel, auch wenn letztere wirklich sehr gesund ist! Aber das Auge isst ja bekanntlich immer mit und da ist nun mal ein schwarzer Möhrenbrei nicht so verheißungsvoll wie ein roter. Man soll ja auch nicht immer gleich bei allem sofort schwarzsehen! Eben! Drum!

Rote Möhren, auch Karotten genannt, sind für unseren Körper eine ernährungsmedizinische Wohltat: kein Fett, dafür Provitamine und viele Ballaststoffe. Während Gurken und Tomaten anlässlich der EHEC-Krise all unsere Sympathie verloren haben und völlig unschuldig millionenfach untergepflügt wurden, blieb die Möhre von allen Verdächtigungen verschont.

War die wochenlange panische Jagd auf die Gurke vielleicht nur die Rache frustrierter Ehemänner an der unerotischen Gurkenmaske der Frau? Sicher nicht. EHEC hat unsere Welt verändert. Es war nicht die erste und sicher nicht die letzte Epidemie dieser Art. Welche Forschungsansätze ergeben sich daraus für die Zukunft? Letztlich geht es ja um Menschenleben!

Die Möhre hätte Leben retten und Millionen einsparen helfen können, das ist jedenfalls ganz sicher. Die Karottensuppe nach

Moro, so die Ärztezeitung vom 9. Juni 2011, könnte auch den EHEC-Erreger wirksam lahmlegen. Kein Geringerer als der ehemalige Leiter der Universitätskinderklinik Erlangen, Professor Guggenbichler, meldete sich in der aktuellen Diskussion mit einem Forschungsbeitrag zu Wort.

Das Rezept der Moro-Möhrensuppe wurde 1908 vom Ordinarius der Heidelberger Kinderklinik Ernst Moro entwickelt. Eine Arbeitsgruppe um Professor Guggenbichler aus Erlangen und Professor Jurenitsch aus Wien hat den Wirkmechanismus der Möhrensuppe dann entschlüsselt.

Fünfhundert Gramm geschälte Karotten werden in einem Liter Wasser eine Stunde lang gekocht, dann durch ein Sieb gedrückt oder im Mixer püriert, mit gekochtem Wasser wieder auf einen Liter Gesamtvolumen aufgefüllt und mit drei Gramm Kochsalz versetzt.

Was passiert: Beim Kochen entstehen saure Oligogalakturonide, an die die EHEC-Darmbakterien andocken. Die Oberflächenstruktur der Möhrensuppe nach Moro ist den Oberflächenstrukturen des menschlichen Darmepithels so ähnlich, dasss sich die Bakterien auf den Möhrenbrei stürzen und den Darm des Patienten verschonen. Die Erreger werden an den Möhrenbrei gebunden und dann aus dem Körper ausgeschieden.

Dazu muss die Suppe spätestens beim Beginn blutiger Durchfälle mehrmals täglich über einige Tage hinweg eingenommen werden. Die Suppe ersetzt nicht die ärztliche Heilkunst, in diesem Falle die hervorragende Arbeit der Nephrologen, kann sie aber sinnvoll ergänzen.

Wem verdanken wir dies Wundergewächs? Die rote Möhre wurde durch gezielte Zucht und Kreuzversuche aus der Schwarzwurzel hervorgezaubert. Ohne Gentechnik, allein durch Züchterhand als Hommage ans niederländische Herrscherhaus Oranje! Die oranje Möhre steht wie kein anderes Zeichen symbolisch in ihrer weltweit typischen Farbgebung für das Geschlecht der Oranier. Und so ist sie uns geblieben bis heute. Oranje Möhren auf der ganzen Welt – das zweithäufigste Gemüse in ganz Europa.
Nachdem ich diesen Abschnitt diktiert habe, sitze ich in Gedanken versunken bei meinem Freund Alex auf dem Beifahrersitz im Auto bei Tempo hundertsechzig. Da zieht direkt vor uns ein Pkw mit Wohnwagen von XXL-Dimensionen ohne zu blinken mit siebzig Kilometer die Stunde auf die linke Spur – ein wirklich Wage(n)mutiger. Er fährt nach NL, wie Himmelsrichtung und Nummernschild vermuten lassen. Auch wenn es manchmal wirklich schwer fällt – jetzt bitte nicht schimpfen! Es hätte doch zwei Fahrspuren Richtung Niederlande gegeben. Er wollte aber unbedingt die ganz linke, wahrscheinlich, um mit seinem Riesen-Wohnwagen von Bayern aus besser nach Westen abbiegen zu können. Beruhigen. Beruhigen. Beruhigen! Nicht aufregen!
Besser: Einfach einen Bund mit Oranje-Möhren beim Überholen am grünen Möhrenkraut hochhalten und beim Vorbeifahren freudig schwenken. Ein Hoch auf die Nationen verbindende Kraft von frischem Oranje-Gemüse! Der holländische Fahrer sieht dann vielleicht beim nächsten Ausscheren rechtzeitig, was von hinten auf ihn zukommt: „German krauts".

Sehen und gesehen werden, das ist wie auf jeder Party. Denn die Carotinoide in der Möhre verbessern im täglichen Alltag vor allem eins – das Sehvermögen. ■

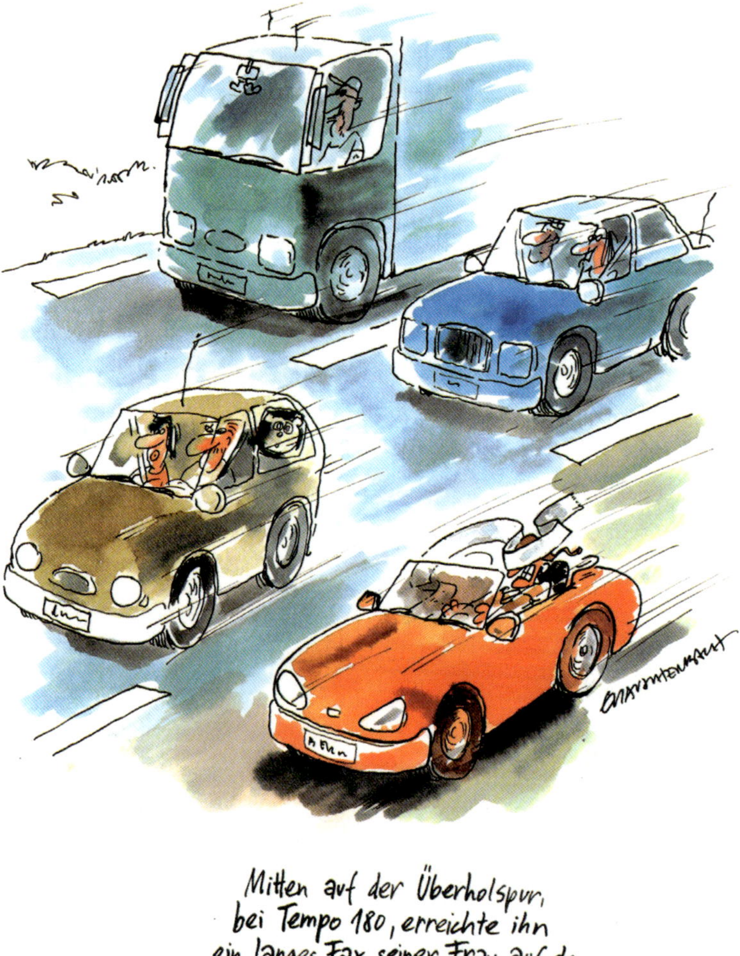

Mitten auf der Überholspur, bei Tempo 180, erreichte ihn ein langes Fax seiner Frau, auf dem sie ihm eine gute Fahrt wünschte

Unsere kleine Farm

Solange ich denken kann, hat es mir diese kultig-kitschige Serie am Sonntag Nachmittag mit Michael Landon auf seiner amerikanischen Ranch angetan. Die Geschichten rund um „Unsere kleine Farm“ – einfach zum Dahinschmelzen!

Was aber machst du, wenn dir in der Stadt die Fläche fehlt, um eine Farm zu gründen? Wenn der Quadratmeter Grund so teuer ist, dass es nicht zu einer kleinen Farm reicht, geschweige denn zu einer großen? Vielleicht maximal zu vier Quadratmeter Sandkasten für die Kinder?

Ratloses Grübeln. Suche im Internet. Plötzlich stoße ich auf die Lösung: „Unsere kleine Regenwurm-Farm“. Versponnene Idee? Keineswegs. Im Internet gibt es imposante Regenwurm-Farmen über die ganze Welt verteilt!

Ich will nicht irgendeinen unbedeutenden Züchtungswurm – nein, es muss der Beste sein, der den Grundstein einer Dynastie von „Gärtnern Gottes“ legt, wie diese kleinen dienstbaren Geister heißen. Meine Wahl fällt auf den Tennessee Wriggler. Er ist der Arnold Schwarzenegger der Erde. Der Bohrer unter den Bohrern. Der Größte. Ein Prachtexemplar seiner Art. Der Tennessee-Terminator sozusagen.

Mein Postbote bringt das Paket mit weit von sich gestreckten Armen. „Lebende Tiere“ steht auf der Verpackung. „Ich werde nicht recht schlau daraus“, sagt er. „Tennessee Williams schickt Ihnen lebende Tiere. Doc, Sie sind immer für Überraschungen gut.“

Na klar bin ich das. Gestern kam zum Beispiel eine Ladung Quecksilberfüllungen. Ich beschieße sie jetzt mit Neutronen. Weil direkt nach Quecksilber im Periodensystem Gold kommt. Beschießt du Quecksilber lange genug mit Neutronen, baut sich der Atomkern um und du hast elementares Gold. Gut, dass ich in Chemie und Physik nicht für die Schule, sondern für das Leben gelernt habe!

Zurück zu meiner kleinen Farm: siebzehn Zentimeter staatliche Länge beim Wriggler – da kann schon mal Neid aufkommen, wenn der Nachbar nur kürzere hat. Er ist der Schönheitschirurg des Gartens, und das ist noch untertrieben! Er schafft dem Boden eine Nährstoff- und Krümelstruktur und dem Wasser Abflussmöglichkeiten, die nur durch schwere Traktorenreifen wieder vernichtet werden können. Und kaum ist er überrollt, macht er sich wieder an die Arbeit. Die so typische Verdickung im Körper ist wahrscheinlich sein Überrollbügel. Je mehr ich mich mit dem Tennessee Wriggler beschäftige, umso mehr bewundere ich diese Kreatur!
Die Amerikaner hatten doch mit einem riesen Tamm-Tamm das Human-Genom-Projekt gestartet. Mit der Aufschlüsselung der Gensequenzen sollte die Medizin alle Krankheiten heilen und unser Körper besser zu verstehen sein. Milliarden wurden in die Sequenzierung der Gene gesteckt und siehe da, als das Ergebnis feststand, traten die Forscher vor den amerikanischen Präsidenten Bill Clinton und verkündeten: Wir haben das menschliche Erbgut zu hundert Prozent entschlüsselt. Die Krone der Schöpfung! Jetzt sind wir am Ziel. Wir kennen

die fünfundzwanzigtausend Gene des Menschen! Wir können Schöpfer spielen! Jetzt ist alles möglich!

Nun, Ihr kleinen Zauberlehrlinge, eine kleine Zwischenfrage: Wie viel genetische Übereinstimmung hat der Mensch mit einer Fruchtfliege? Antwort: fünfzig Prozent. Und noch eine: Wie viel genetische Übereinstimmung hat ein Mensch mit meinem Regenwurm? Antwort: über neunzig Prozent.

Schockierend! Ziehen Sie knapp zehn Prozent von allen Genen des amerikanischen Präsidenten ab und Sie haben den genetischen Pool eines Regenwurms! Natürlich gilt das auch für den Präsidenten unseres Obst- und Gartenbau-Vereins.

Seit ich das weiß, gehe ich immer ganz behutsam durch meinen Garten und hebe sorgfältig alle Regenwürmer auf im Garten des friedliebenden „Alten Europas". Dann nenne ich sie liebevoll mit ihren Kosenamen, zum Beispiel Dick, Donald, Cheney oder Rumsfeld, und lege sie in den Komposthaufen zurück, wo sie sich sichtlich wohlfühlen und wo sie auch hingehören.

Über neunzig Prozent genetische Übereinstimmung! Einfach unfassbar. Hat ein jugendlicher Regenwurm vielleicht mehr intakte Gene als ein alter kalter Krieger? Welcher Unterschied mag wohl in den letzten Prozenten verborgen liegen? Friedens- oder Aggressionsgene?

Wie friedlich es doch bei mir ist, auf meiner kleinen Farm. Einfach Weltfriede im Komposthaufen. ■

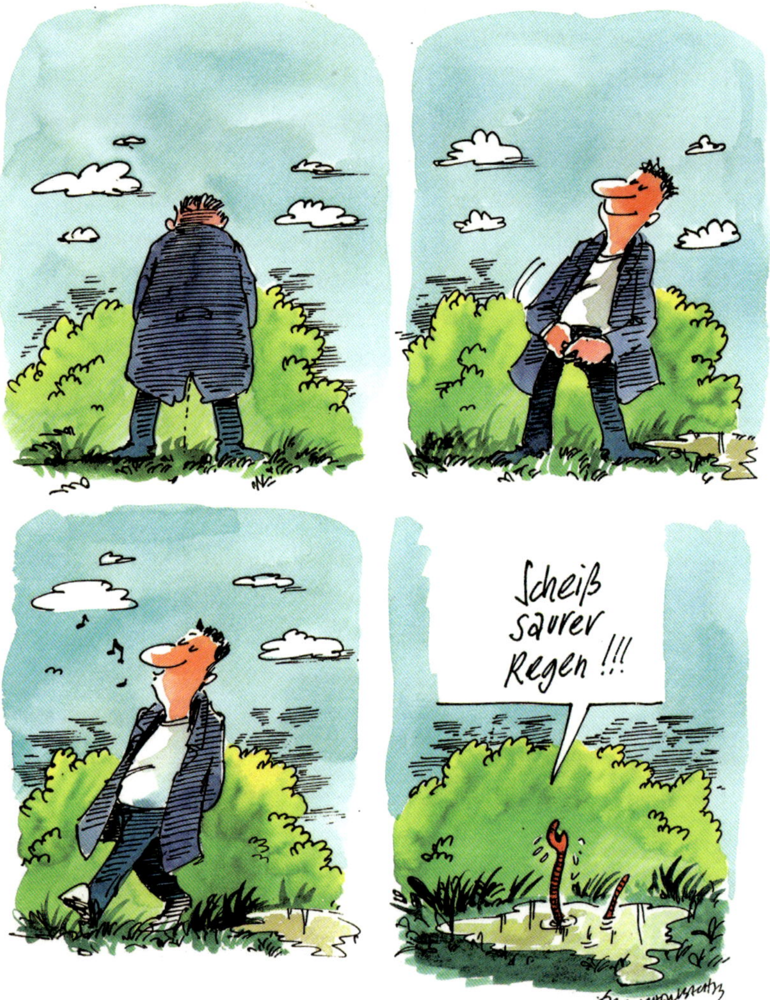
Scheiß
saurer
Regen !!!

Hummeldumm?

Ich habe ein Problem mit der Steuer. Wenn ich allein schon die Mehrwertsteuer zusammenzähle, die ich beim Einkaufen für die Kinder aufwende, komme ich auf viel mehr als das monatliche Kindergeld. Windeln, Fahrräder, Schulbücher, Schulhefte, Schuhe, Kleidung, Essen, Trinken. Ein teurer Spaß. Da ist das ganze Kindergeld eher wie ein bescheidenes Trinkgeld (muss man Trinkgeld seit kurzem nicht auch versteuern?). Jedenfalls holt sich am Jahresende das Finanzamt von dem bisschen Kindergeld noch mal dicke vierzig Prozent Steuern auf die Jahressteuererklärung! Ich ziehe Kinder groß und subventioniere den Staat. Und er tut so, als helfe er mir dabei – mit Kindergeld, das er sich vorher mit meiner Steuer bei mir abgeholt hat.

Kein Wunder, wenn bei diesen Zukunftsinvestitionen für die Gesellschaft von Morgen den jungen Eltern die Puste ausgeht und die Lust zum Kinderkriegen. Kinder als Armutsrisiko! Noch nie waren sie so risikoreich wie heute. Aber keinen Augenblick möchte ich eins davon missen.

Ein wunderschöner chinesischer Spruch sagt, wer Kinder hat und kein Geld, ist niemals arm. Wer keine Kinder hat und viel Geld ist niemals reich! Aber so ganz arm zu sein ist irgendwie auch nicht erstrebenswert.

Also gehe ich zum Finanzamt. Ich habe eine Idee! Ich möchte als Familienvater die Steuervorteile der Hoteliers nutzen: nur sieben Prozent Mehrwertsteuer statt neunzehn Prozent. Warum soll ich für ein Kinderfahrrad für den Nachwuchs neunzehn

Prozent an den Staat abgeben, wenn der Hotelier nebenan dank geflossener FDP-Spendengelder nur sieben Prozent abführen muss, und das für eine champagnerfeuchte Übernachtung in der Luxussuite.

Ist ein subventioniertes Hotelbett in Deutschland wichtiger als ein gesundes Kind, das sich mit dem Fahrrad an der frischen Luft bewegt? Ich bin stocksauer! Und wenn ich sauer bin, dann aber gewaltig!

Der Finanzbeamte sagt: „Das ist das Gesetz! So ist das Gesetz. Daran müssen sich alle halten". „Vor allem die, die nicht an die FDP gespendet haben", denke ich bei mir.

„Wenn Sie ein Hotel betreiben, dann steht Ihnen auch der ermäßigte Umsatzsteuersatz zu!"

Wie komme ich jetzt nur an ein Hotel?

Die Kinder haben wie immer die rettende Idee: „Papa, wir bauen ein Insektenhotel!" Gesagt, getan. Nach kurzer Zeit steht das Insektenhotel fertig im Garten.

Jetzt gehe ich mit meinen Quittungen vom Baumarkt zum Finanzamt: Nägel, Hammer, Bohrmaschine, Holz und so weiter und so fort. Jetzt mache ich die Nagelprobe, im wahrsten Sinne des Wortes.

„Ich möchte gerne meine Mehrwertsteuerdifferenz zurückerstattet haben. Statt neunzehn Prozent auf alles Baumaterial nur sieben Prozent, denn ich betreibe ja ein Hotel, ein Original Bayerisches Insektenhotel!"

„Dann muss aber auch eine Gewinnabsicht dahinter stehen", sagt der Finanzbeamte, jetzt schon weniger freundlich als bei der Begrüßung.

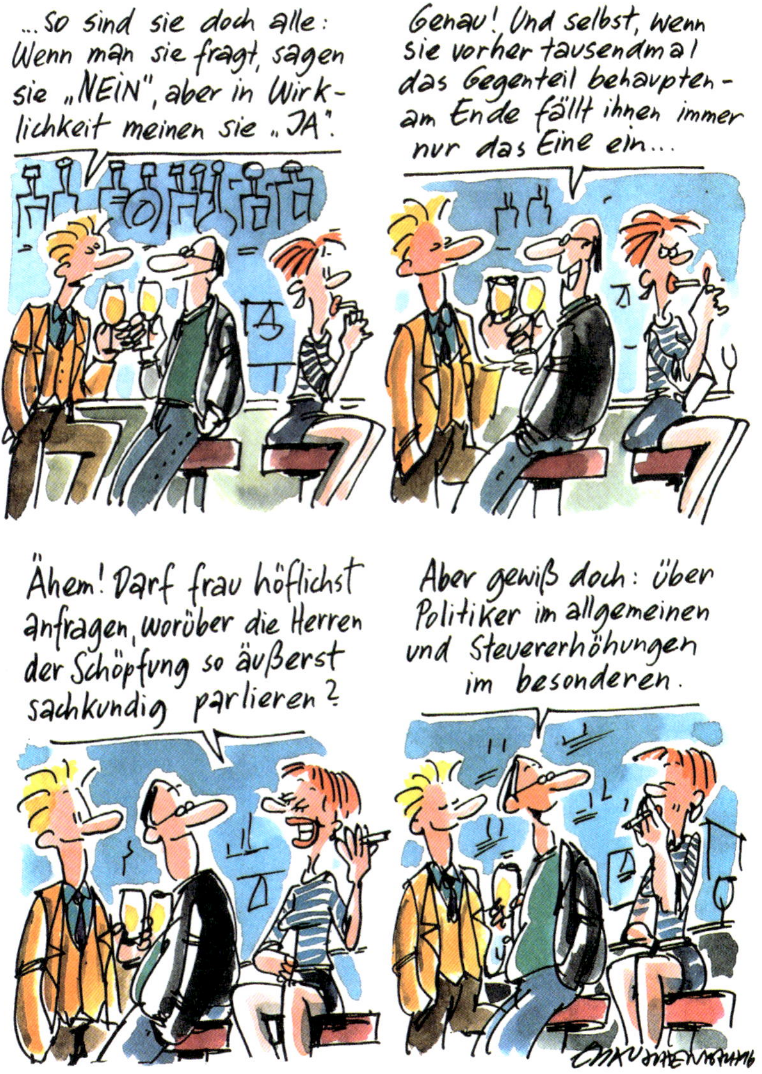
...so sind sie doch alle: Wenn man sie fragt, sagen sie „NEIN", aber in Wirklichkeit meinen sie „JA".
Genau! Und selbst, wenn sie vorher tausendmal das Gegenteil behaupten – am Ende fällt ihnen immer nur das Eine ein...
Ähem! Darf frau höflichst anfragen, worüber die Herren der Schöpfung so äußerst sachkundig parlieren?
Aber gewiß doch: über Politiker im allgemeinen und Steuererhöhungen im besonderen.

„Ja“, sage ich, „steht ja auch. Ich produziere Hummelnektar! Exportfähigen Bayerischen Hummelnektar mit selbstgefertigtem Öko-Qualitätssiegel!“
„Ja“, sagt der Finanzbeamte, „aber es muss ein direkter zeitlicher Zusammenhang zwischen der Investition und der Einnahme stehen. Sie müssen sofort Verkaufsnachweise liefern.“
„Die Hummeln sammeln ja schon wie verrückt! Die verrecken schon unter der Linde, weil alle Blütenkelche leer getrunken sind“, antworte ich entrüstet. „Ich kann doch die Hummeln nicht untertariflich Akkord arbeiten lassen oder polnische Fremdhummeln anheuern, dann bekomme ich Stress mit der Verd-ich-zur-Hummel-Gewerkschaft. Außerdem brauchen polnische Fremdhummeln eine zeitlich befristete Arbeitserlaubnis, die ich jetzt nicht mehr so schnell bekomme. Antragstellung war schon im Vorjahr.“
„Interessiert mich nicht. Gesetz ist Gesetz.“
Jetzt zerreißt es mich fast. „Der FDP-Hotelier bekommt Puderzucker und Pollen in den A … geblasen und ich rette die geschundene Kreatur im Garten, ziehe Kinder groß und hole mir eine Abfuhr nach der anderen!“ Jetzt kann ich mich wirklich nicht mehr halten: „Wissen Sie, Sie mit Ihrem Gesetz! Wissen Sie eigentlich, dass nach dem Gesetzt der Aerodynamik eine Hummel gar nicht fliegen kann?“
„Ja, sehen sie“, sagt der Finanzbeamte, „Ihre Hummeln fliegen wohl nur virtuell.“
„Sie Ignorant. Am Mount Everest hat man in fünftausendsechshundert Metern Höhe fliegende Hummeln gefunden, und die habe ich dort nicht hingetragen, obwohl sie nach den

Gesetzten der Aerodynamik gar nicht fliegen können, schon gar nicht in solchen Höhen mit kaum Sauerstoffgehalt! Mit Ihrem Körpergewicht von eins Komma zwei Gramm und einer Flügelfläche von null Komma sieben Quadratzentimetern können sie laut GESETZ gar nicht fliegen. Das ist das unumstößliche Gesetz der Aerodynamik! Aber sie fliegen de facto und können sogar stechen, wenn man sie ärgert, so wie Sie mich. Dann krümmen sie ihren Stechstachel nach vorn und lassen den Gegner gnadenlos auflaufen." Ich beuge mich dabei in Rückenlage zurück und der Stechstachel macht sich auch schon langsam bereit …

Der Finanzbeamte sieht mich nun völlig perplex an! Ich habe schon einen Rausschmiss erwartet – aber er scheint angedockt zu haben, mental angedockt. So wie die Pollen am flauschigen Hummelkörper kleben bleiben, klebt er jetzt an meiner Zunge – zum Glück jedoch nicht wörtlich.

„Wie aber kann die Hummel fliegen? Wie kann sie nur fliegen?", platzt es aus ihm heraus, „wenn sie es nach dem GESETZ doch gar nicht kann?"

Dabei betont er das Wort „Gesetz" wie ein Richter vom Bundesverfassungsgericht. Gesetz! Gesetz! Gesetz!

„Gesetz ist Gesetz. Aber kein Gesetzt ist ohne Ausnahme", antworte ich. Das gilt ja bekanntlich auch in Bayern.

„Sehen Sie, die Hummel macht es wie viele unsere Politiker. Sie erzeugt eigenen Wind. Sogenanntes ‚politics by helicopter': kurz einfliegen, Staub aufwirbeln und sich dann schnell wieder vom Acker machen. Beispielsweise Steuersenkungen zwei Jahre im Voraus ankündigen, um uns dann in der Zwischenzeit

bei jeder besten Gelegenheit von hinten tief in die Tasche zu greifen!
Philipp Rösler hat bei seiner Ernennung zum FDP-Parteichef erklärt, er werde ab jetzt täglich liefern. Die Hummeln der Welt wären längst ausgestorben, wenn sie ihrem Nachwuchs so Nektar liefern würden, wie der Herr Rösler – im fortgeschrittenen Zeitlupentempo!
Noch nicht kapiert?
Luftwirbel!
Die Hummel fliegt, weil sie mit ihren kurzen Stummelflügeln Luftwirbel erzeugt, wie viele Politiker in Sonntagsreden heiße Luft ventilieren."
„Jetzt muss ich mich aber erst mal setzen", sagte der Finanzbeamte und tupft sich dabei mit dem Taschentuch unzählige Schweißperlen von der Stirn.
So sichtlich unbequem, wie er nun auf seinem Stuhl Platz nimmt, entsteht irgendwie der Eindruck, als habe er die Hose im Moment nicht nur voller Hummeln. ■

Sprechstunde 6:

Konflikt Mensch und Maschine

Tücken der Technik

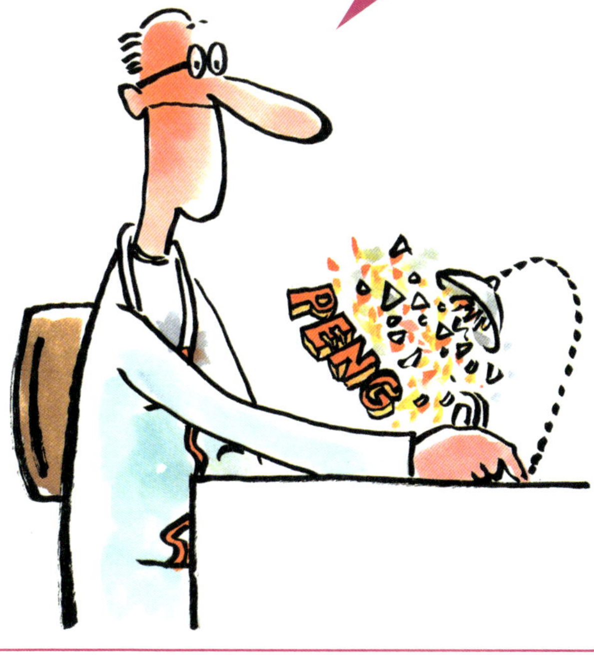

Ein Segway zum Vatertag

Vatertagsausflug in den Bayerischen Wald. Zwei Kisten Bier in Bügelflaschen vom Lindner-Bräu im Bollerwagen. Zwei Stunden Wanderung rund um Bischofsmais. Zwei Promille im Blut und damit auch im Kopf. Als das urologische Überdruckventil anspricht, gehe ich hinter einen alten Schuppen zum Bieseln. Plötzlich: ein ohrenbetäubendes Krachen auf der anderen Seite des Gebäudes. In die Scheunentore des historischen Schuppens ist ein Quad gerast! Nur noch die hinteren zwei Räder stehen heraus und die Mittelachse des Gefährtes hat sich gefährlich hoch aufgerichtet. „Mein Gott, wie hat es den Fahrer wohl erwischt!", denke ich noch, als ich eine Silhouette auf den durchbrochenen Brettern des Schuppens sehe. Wie bei Mickey Maus, wenn einer – koste es, was es wolle – durch Wände geht. Nur noch die Körperkonturen einer imaginären Person sind in dem alten Scheunentor erkennbar. Ein Hauch von Antimaterie – dort klafft jetzt ein Loch, wo einst ein stattliches Scheunentor war.

„Hilfe!", rufe ich. „Schnell einen Arzt! Wir brauchen einen Arzt!" (Also einen richtigen Arzt und keinen Haut-Doc wie mich.) „Mei, Thomas", sagt Kurt, der niederbayerische Fähnrich Fieselschweif unserer Truppe. „Da sieht man mal, dass du den ganzen Tag nicht aus deiner Praxis raus kommst – das ist doch ein Segway." „Was ist das?" „Ein Segway. Es fährt auf zwei Rädern ohne umzukippen, wenn du draufstehst. Du musst nur

dein Gewicht verlagern und dich an der Lenkstange festhalten." „Das ist unmöglich," sagte ich, „völlig unmöglich!"
Mit einem Rest an Physikkenntnissen weiß ich eins: Unsere Oberschenkel haben deshalb in den Hüftgelenken einen Knick, damit wir nicht umkippen. Weil der Körperschwerpunkt so trickreich weiter nach unten verlagert ist. Sonst wäre unser Schwerpunkt beim Stehen auf Bauchnabelhöhe, nun ist er zwischen den Oberschenkeln – unser Schwerpunkt, versteht sich. Ansonsten würden wir über Geländer fallen, von Emporen herabstürzen oder ständig umhertorkeln wie betrunkene Stelzenläufer. Schnelleres Laufen wäre uns mit dem aufrechten Gang unmöglich, wir würden spätestens im Auslauf nach der Ziellinie auf die Nase fallen.
Mit dem Trick mit dem Knick in den Oberschenkelknochen ist der Schwerpunkt so weit nach unten verlagert, dass wir einen ziemlich sicheren Stand haben, sobald unser Gehirn das einmal raus hat. Das soll ich nun auf aufgeben? Mich auf ein kleines Brett mit zwei großen parallelen Gummirädern stellen?
„Lasst den ungläubigen Thomas mal auf den Segway!", ist die einhellige Meinung der Anwesenden.

Am Anfang denkst du nichts anderes als „Gleich fällst du um, gleich kippst du nach vorn voll in den Matsch". Stattdessen fahre ich im Kreis, im Kreis, im Kreis, und das nur, weil ein Bein zwei Zentimeter kürzer ist. Das hat man nun von der Beinlängendifferenz. Man kreist den ganzen Tag nur um sich selbst! Mit dem Segway versteht sich. Ist es im Leben nicht oft so? Du ackerst und machst und tust und drehst dich in

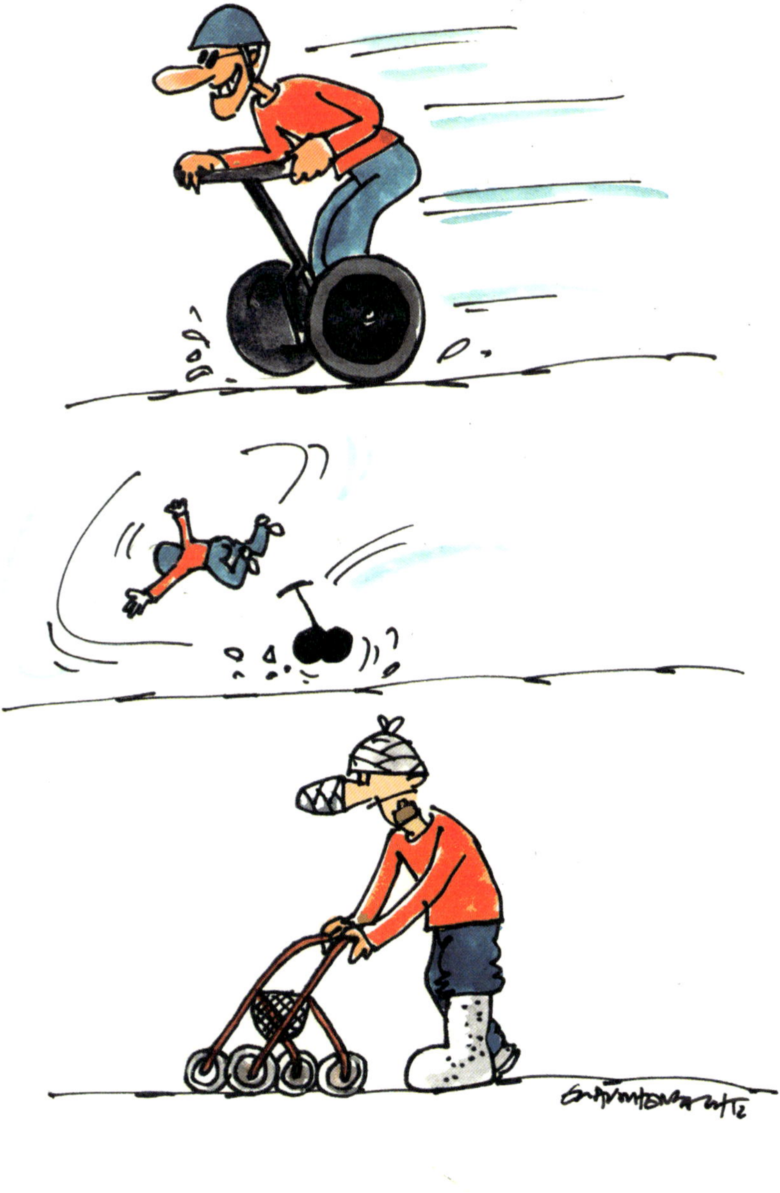

Wirklichkeit nur immerzu hochtourig um die eigene Achse. Typisches Hausfrauenschicksal: nie dasselbe und doch jeden Tag immerzu das Gleiche.
Der Segway ist wirklich einzigartig! Er hat kein Gaspedal und keine Bremse. Kein Lenkrad. Keinen Sitz und keinen Sicherheitsgurt. Nur durch die Verlagerung des eigenen Körpergewichtes bremst und beschleunigst du. Bis zu zwanzig Stundenkilometer sind mit der eingebauten Batterie gar kein Problem. Die massive Lenkstange unmittelbar vor dir mit den zwei Handgriffen gibt dir wenigstens einen Hauch von einem Fahrradgefühl, sonst könntest du auch gleich den Hexenbesen nehmen. Harry Potter lässt grüßen!
„Warum heißt das ominöse Teil mit der rasenden Platte auf zwei Rädern, auf der man partout nicht umkippen kann, eigentlich ‚Segway'?"
Alle bleiben mir eine Antwort schuldig. „Wenn du nicht weiter weißt, stelle deine Frage ans Universum", sagt Anna Maria immer, meine liebevolle Nachbarin und Aura-Beraterin.

Gesagt, getan. Ich schicke meine Frage los … In just diesem Augenblick kommt Segway-Karle, wie hier die Einheimischen ihren zugereisten Schwaben liebevoll nennen, aus dem Schuppen getrippelt, vor dem wir uns immer noch befinden. Ob es am Vatertags-Alkohol liegt oder an der Wucht des Aufpralls – er ist sichtlich vom Schmerz gezeichnet. Zu spät das Körpergewicht verlagert heißt ungebremst ins Scheunentor gefahren. Die Lenkstange zwischen die inneren Oberschenkel … das tut verdammt weh! Ganz offensichtlich war hier beim Aufprall etwas Herausragendes auf etwas sehr Hervorragendes gestoßen. Wie ein Fußballspieler vor dem Freistoß, so hält Segway-Karle seine Hände schützend vor seine inneren Oberschenkel gekreuzt und macht vorsichtige Trippelschritte auf uns zu:

„Mei, tut mir mei Säck weh!“

Anna hatte Recht – frag das Universum und du bekommst eine Antwort! Eine ko(s)mische Nachricht gibt es sogar am Vatertag. ■

Sag mir, wo die Socken sind, wo sind sie geblieben ...

Neueste Forschungsergebnisse zeigen: Mücken, die Malaria übertragen, stürzen sich zuerst auf die getragenen Socken und dann erst auf den Menschen. Jetzt habe ich endlich eine Argumentationshilfe für all das, was bisher häusliche Unordnung hieß!

Meine Frau sagt: „Komm mir jetzt bitte nicht mit der Malaria-Story." Doch, wir wohnen ja in gewissem Sinn in erweiterter Flughafennähe um München. Und in Hamburg – ja, Sie lesen richtig –, in Hamburg sind schon Malariamücken aufgetaucht. Als blinde Passagiere in den Fahrwerkskonstruktionen der Reifen bibbern sie sich trotz minus vierzig Grad beim Flug von Afrika nach Deutschland durch – eigentlich unvorstellbar – und gehen dann in Hamburg wahrscheinlich gleich auf die Reeperbahn und genießen ihr Leben. Sie suchen sich ein ahnungsloses Opfer und, blutrünstig wie die Anophelesmücken sind, übertragen die Malaria. Malaria made in Germany! Im Georg-Nocht-Institut für Tropenmedizin konnte zum Glück rechtzeitig die Diagnose bei den wiederkehrenden Fieberschüben gestellt werden. Malaria in Deutschland. Nicht importiert, hier gestochen und hier infiziert in Hamburg!

Wussten Sie eigentlich, dass auf der ganzen Welt mehr Menschen an Malaria gestorben sind als in allen Weltkriegen zusammen?

„Also, das mit den Socken hat schon eine wirklich historische Dimension", argumentiere ich weiter. Ich fahre zum Einkaufen und bringe zwanzig Paar Socken mit. „Der Klimawandel macht sich bemerkbar," sage ich noch der Verkäuferin beim Rausgehen, „man weiß ja nie genau, was uns noch bevorsteht." Sie ist zu jung, um mich zu verstehen. Aber in ein paar Jahren wird sie sicher an mich denken!

Männer benutzen seit Menschengedenken Socken, um ihr Revier zu kennzeichnen. Während in Versailles noch hinter Vorhängen körpereigene Duftmarken gesetzt wurden, geschah dies bei uns schon mit Socken. Und als Napoleon noch vielsagend telegraphierte: „Liebste Joséphine, bitte nicht waschen, ich komme heim!", da wurde in Deutschland schon kurz darauf die erste Waschmaschine erfunden.

Also steht solch ein zeitgenössisches Objekt von Waschmaschine auch bei uns. Hochtouriges Schleuderprogramm. Antiknitterschutz. Ökomodul. Das warme Wasser kommt mit einem Vorschaltgerät namens Alpha-Mix aus Hamburg direkt von der Solaranlage oder Pelletanlage. Ökologischer geht es schon gar nicht mehr. Nur für das Drehen der Trommel brauche ich noch einen Rest beschleunigten hochtourigen Solarstroms zusätzlich.

Dann reduziert sich die Zahl meiner neu erworbenen Socken Woche um Woche drastisch. „Was ist nur los?", denke ich. Von zwanzig Paar sind plötzlich nur noch zwei übrig.

Meine Frau gibt sich unschuldig. Ist sie auch wirklich.

Michaela von nebenan weiß auf alles einen Rat: „Deine Waschmaschine frisst die Socken!" Ich kann es kaum glauben. Eine Form von modernem Textil-Kannibalismus!

Die Waschmaschinenfirma dementiert nachdrücklich.

„Unmöglich. Kann gar nicht sein." In meiner Waschmaschine wäre mehr Elektronik als in der ersten Apollo-Raumfähre bei der Mondlandung. Ich behaupte ja gar nicht, meine vermissten Socken wären auf dem Mond gelandet, oder?
Ich rufe im Klärwerk an. Der Chef im Klärwerk ist super nett. Wir telefonieren lange. Ich frage ihn, wann die Anlage Maximum arbeiten muss. „Zum Oktoberfest," sagt er, „so viel Flüssigkeit kommt sonst im ganzen Jahr nicht zusammen." Stimmt, oben rein und unten raus!
Er berichtet mir, dass die Hochleistungswaschmaschinen auch manchmal Socken ins Klärwerk schwemmen. In letzter Zeit sogar sehr viel öfter als früher, achtzehn Paar seien es zuletzt gewesen.
„Wie sollen wir uns dann aber vor Malaria schützen?", frage ich ihn besorgt am Telefon. „Doc," sagt er, „wann waren Sie zum letzten Mal im Urlaub?" „Ist schon etwas länger her", antworte ich. „Vor ein paar Jahren."
„Dann ist es jetzt aber allerhöchste Zeit", erwidert er. „Mit oder ohne Socken, aber machen Sie sich bitte bald auf den Weg in den Urlaub!" ■

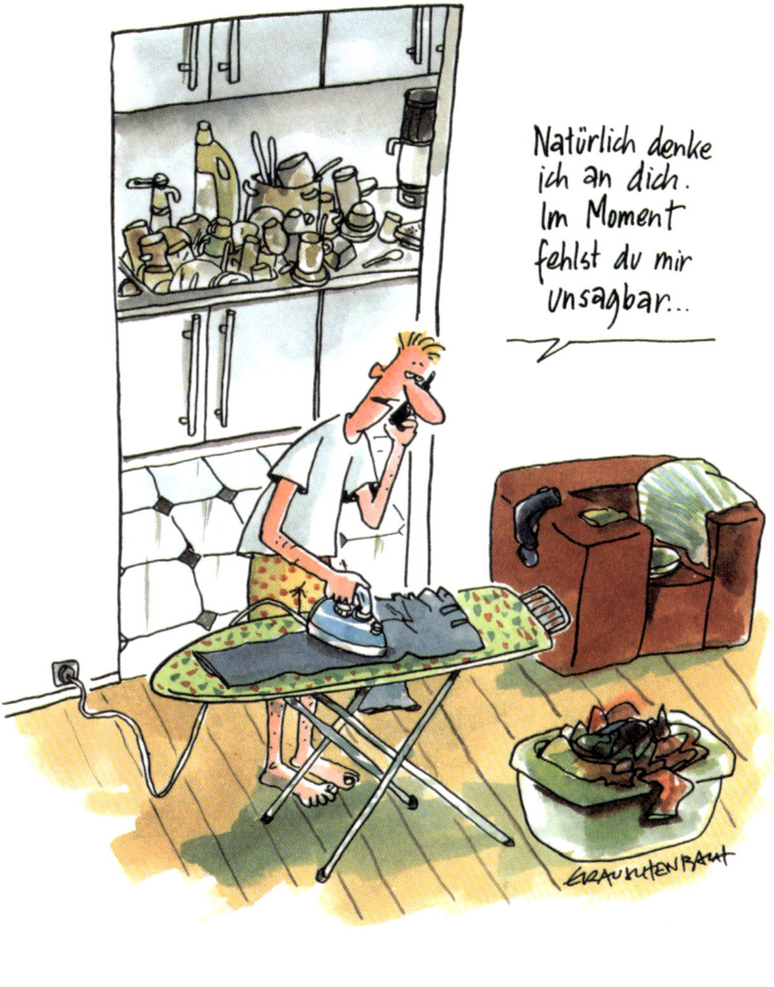
Natürlich denke ich an dich. Im Moment fehlst du mir unsagbar...
GRAUSCHENBACH

Der Bauchnabel, das Bermuda-Dreieck des Körpers

Wollust oder Wollmaus – das ist hier die Frage. Ja genau, denn wie soll das Weißbier so 'errlisch im Bauchnabel prickeln, wenn die Wollmaus schon drinnen ist?
Warum bilden sich eigentlich im Bauchnabel Fusseln? Das ist eine mehr als akademische – das ist eine erotische und hygienische Frage zugleich! „Fusselst Du noch oder lebst du schon?“, fragt dich eine schwedisch klingende Stimme aus dem Unterbewusstsein der frontalen Großhirnrinde.

Wie kommt die Wollmaus in den Bauchnabel? Mit Bauchspeck fängt man bekanntlich Wollmäuse! In jungen Jahren ist das noch nicht so dramatisch mit der Tiefe des Bauchnabels, im Alter jedoch nimmt diese Fundgrube mit steigendem Bauchumfang überproportional beängstigend zu: Bauchnabeltunnel – bitte vorher Licht einschalten, Tempo 80 und nicht überholen. Oh, was da drin so alles unterwegs ist! Im Berufsalltag finde ich oft wie ein Klimaforscher bei einer Kernbohrung im arktischen Packeis im Bauchnabel von Patienten Muschelreste und Sand des letzten Tauchurlaubs. Hinterlassenschaften des Mallorca-Aufenthaltes vor zwei Jahren, Cremeschaum einer Seifenbürstenmassage im Wellnesshotel vor drei Wochen und die Textilreste von ganzen Unterhemdgenerationen – spektakulär.
Aber wie, bitte schön, kommt das alles da hinein? Ist der Bauchnabel ein Speicherorgan für schlechte Zeiten? Eine Vor-

ratskammer oder der Erdkeller für Bio-Aktivisten? Indikator unserer zurückliegenden Lebensabschnitte?
Anatomisch betrachtet hat unser Körper bis auf die Handinnenflächen und die Fußsohlen mehr oder minder fast überall Haare oder ist sauber rasiert. Es ist schon Wahnsinn, wie sich diese Haarpracht im Innern unseres Körpers fortsetzt. Die Schleimhäute sind besetzt mit winzig kleinen Flimmerhärchen wie Seegras am Meeresboden, und die arbeiten und transportieren immer in eine Richtung, alles Richtung Ausgang: Exit! Exit! Exit!
Unsere Flimmerhärchen auf der Bronchienschleimhaut befördern den Schleim unmerklich Tag und Nacht mit Schmutz und Staub aus der Lunge bis nach oben. Wie ein ewig laufendes Förderband. Der Raucher weiß ein Lied davon zu singen, wenn dieses Förderband ausfällt. Tabakrauch greift diese Flimmerhärchen an und legt sie auf Stunden oder länger still. Will der Schleim auch einmal Tageslicht sehen und die Transportbänder namens Flimmerhärchen sind durch den Tabakrauch geschwächt oder ausgefallen, übernimmt die Lunge beim Raucher diese Funktion. Mit einem explosionsartigen Husten befördert der Raucher sein Sekret in die Außenwelt. Das ist der Raucherhusten.

Nun zurück zum Bauchnabel. Wenn wir das Licht der Welt erblicken und es definitiv „schnipp“ mit der Schere macht, dann gibt es kein Zurück mehr. Keine Chance auf Umkehr in den Mutterleib. „Schnipp“ an der Nabelschnur heißt Schluss und fertig und ab jetzt selbst essen, selbst atmen und sich selbst

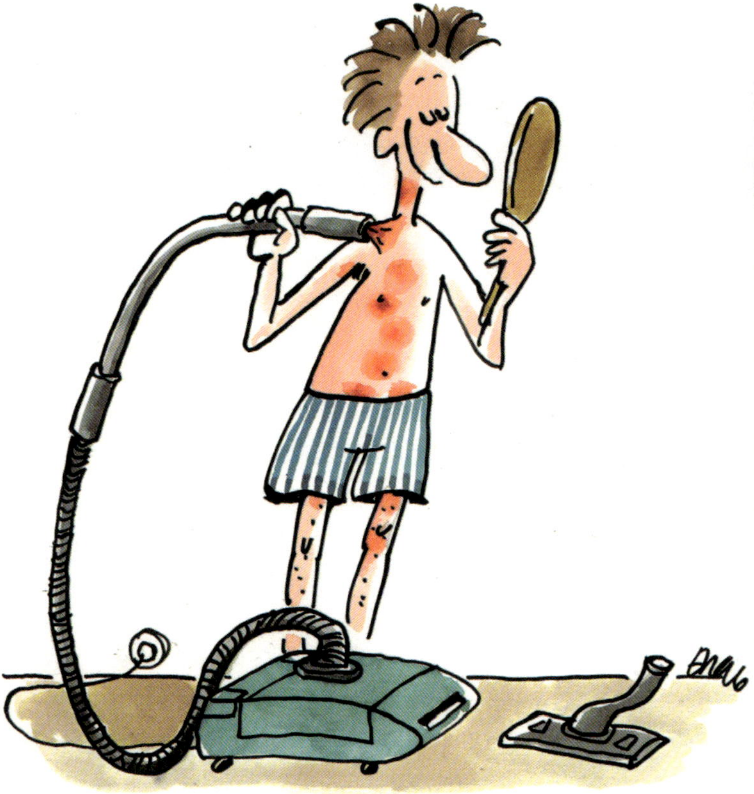

Im Knutschfleckenfabrizieren war
Heinz einsame Spitzenklasse.

durchs Leben schlagen. In vielen Jahren gibt es vielleicht einmal Poolwasser statt Fruchtwasser. Der abgebundene Nabelschnurrest wird so elegant wie der Ventilstopfen nach dem Aufblasen eines Schwimmreifens in der Bauchwand versenkt. Wenn Sie sich nicht wie einige Models den Bauchnabel ganz wegoperieren lassen, laufen an dieser Stelle des menschlichen Körpers, und meines Wissens nur dort (sonst schreiben Sie mir bitte Ihre Erfahrungen), die Flimmerhärchen nach innen, weil wir ja den Bauchnabel durch Menschenhand nach innen eingestülpt haben. Und alles, was die Flimmerhärchen zu fassen bekommen, wandert nun nach innen und bleibt da, bis wir es bergen, wie einen versunkenen Schatz auf dem Grund des Meeres.

Im Gegensatz zum Meeresboden ist es in der Tiefe des Bauchnabels aber nicht so günstig, wenn dort Nässe im Bauchnabel verbleibt. Das gibt ganz fiese Entzündungen.

Hier kommt nun die Idee vom Bauchnabelstaubsauger zum Tragen: mein neu erfundener Umbilikus-Staubsauer! Das lateinischische „umbilicus“ bedeutet „Bauchnabel“ (Wer-wird-Millionär-Quizfrage von Günther Jauch) – folglich wäre ein Umbilikus-Staubsauer einfach reiz- und sinnvoll. Im monatlichen Katalog des Aachener Versandhauses, das für jeden, der eigentlich schon alles hat, immer noch eine Geschenkidee zusätzlich offeriert, darf also künftig der Umbilikus-Staubsauger nicht fehlen. Eine Idee für engagierte Jungunternehmer: Gründen Sie doch als Nächstes eine Start-up-Firma für die dazu passenden Staubsaugerbeutelchen, hergestellt aus den kleinen runden Abfällen Ihres Bürolochers!

Wenn es dann bei der Bordkontrolle am Flughafen im Handgepäck vibriert, können Sie ganz entspannt antworten: „Das ist mein neuer PUVAC – mein Personal Umbilicus Vacuum Cleaner" – einfach eine saubere Antwort! ■

Sprechstunde 7:

Beipackzettel

Hinweise zum Text, Quellen und Weiterführendes

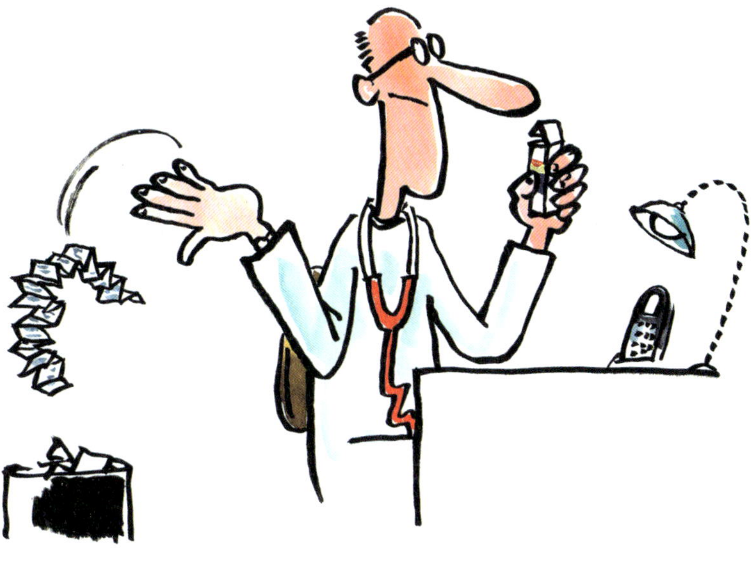

Methusalem-Komplott

Frank Schirrmacher, Mitherausgeber der „Frankfurter Allgemeinen Zeitung“ hat beim Karl Blessing Verlag 2004 das vielbeachtete Buch „Das Methusalem-Komplott“ herausgebracht. Zentrale Aussage des Buches auf dem Klappentext: „Die Menschheit altert in unvorstellbarem Ausmaß. Wir müssen das Problem unseres eigenen Alterns lösen, um das Problem der Welt zu lösen“.

Inzwischen wissen wir aus sehr verlässlichen Quellen, das sich in Griechenland hinter der vermeintlichen Vergreisung der Gesellschaft ein seit Jahren tolerierter Rentenmissbrauch verbirgt: Zwischen neuntausend und fünfzehntausend Verstorbene beziehen weiterhin Rente. Das ist ein wirkliches Methusalem-Renten-Komplott. Die falschen Überweisungen kosteten den griechischen Staat jährlich fast sechzehn Millionen Euro, teilte die griechische Arbeitsministerin Louka Katseli der Athener Zeitung „Ta Nea“ laut dpa vom Juni 2011 mit.

Kurz vor Drucklegung erreichte uns eine weitere dpa-Meldung: Der Schaden beläuft sich auf einen dreistelligen Millionenbetrag jährlich, es wurden bisher einundzwanzigtausend Fälle bekannt – bis ins Geburtsjahr 1860.

Telomere

Die Telomer-Hypothese des Alterns baut auf der 1965 von Leonhard Hayflick gefundenen Hayflick-Grenze auf. Nach dieser 1991 von Calvin Harley als Hayflick-Telomer-Hypothese haben die Telomere für das Altern einer Zelle und dadurch für den Gesamtorganismus eine entscheidende Funktion. Vom Zeitpunkt der Geburt an gerechnet verkürzen sich die Telomere an den Chromosomenenden etwa parallel zum Alter. Je mehr Zellteilungen eine Zelle durchlaufen hat, um so kürzer sind die Telomere. Zum Ende hin verlangsamt sich die Zellteilungsrate und ab einer bestimmten Telomerlänge teilt sich die Zelle überhaupt nicht mehr.

Gene, die das Alter mitregulieren, werden als Gerontogene bezeichnet. Von besonderem Interesse für die Altersforscher sind zum Beispiel die nordamerikanische Fledermaus aus der Gattung der Mausohren, die mit nur vierzehn Gramm Gewicht in der Wildnis bis zu vierunddreißig Jahre alt werden kann, und der bis zu zweihundert Jahre alte Grönlandwal.

Das Phänomen Altern hat einen genetischen Hintergrund. Der Fadenwurm Caenorhabditis elegans hat eine maximale Lebensspanne (w) von wenigen Wochen. Der Mensch erreicht für (w) einen Wert von etwa einhundertzwanzig Jahren. Beide Arten haben in ihrer Stammesgeschichte einen gemeinsamen

Vorfahren. Geht man davon aus, dass dieser Vorfahre für (w) einen ähnlichen Wert wie C. elegans hatte, so bedeutet dies, dass im Laufe der Jahrmillionen die Evolution den Wert um das über Zweitausendfache gesteigert hat. So meint es zumindest ein fundierter Wikipedia-Beitrag.
Siehe hierzu auch „Genetik und Epigenetik – unsere kleine Farm“ gleich im Anschluss.

Genetik und Epigenetik – unsere kleine Farm

„Kaum stoßen wir die Tür zum Raum der Erkenntnis auf, so öffnen sich neue Räumen mit neuen Türen und Räumen dahinter. Staunend sollten wir die Wunder der Schöpfung betrachten, anstelle immer nur die Räume zu durcheilen auf der Suche nach neuen Erkenntnissen!" Dies ist das freies Zitat einer Predigt zur Schöpfungsgeschichte, gehalten von Kaplan Josef Hausner in der Stadtpfarrkirche Bad Kötzting anno 2011.

Was gestern für uns noch Zellmüll war, avanciert plötzlich zu wichtigen genetischen Steuerungselementen. Das Dogma, Gene könnten nur abgelesen aber nicht von der Umwelt verändert werden, gilt spätestens seit den Erkenntnissen der Epigenetik nicht mehr. Sogar primitive Gonokokken können Gene „rauben" und von Mensch zu Mensch übertragen! Unser gesamtes genetisches Wissen gehört unvoreingenommen auf den Prüfstand.

Ein älterer, aber brandaktueller Klassiker ist Hoimar von Dithfurth, Wir sind nicht nur von dieser Welt. Naturwissenschaft, Religion und die Zukunft des Menschen, Frankfurt 1981.

Weitere, neue Titel sind:

- Joachim Bauer, Das Gedächtnis des Körpers. Wie Beziehungen und Lebensstile unsere Gene steuern. München 2010
- Francis S. Collins, Meine Gene – mein Leben. Auf dem Weg zur personalisierten Medizin. Übersetzt von Lothar Seidler, Heidelberg 2011
- Bernhard Kegel, Epigenetik. Wie Erfahrungen vererbt werden, Köln 2009
- Bruce H. Lipton, Intelligente Zellen. Wie Erfahrungen unsere Gene steuern, Burgrain 2006,
- Peter Spork, Der zweite Code. Epigenetik – oder wie wir unser Erbgut steuern können, Reinbek bei Hamburg 2010.

Mitochondrien

Die Mitochondrien, einst selbständige Lebewesen, sind die Kraftwerke unserer Zellen. Sie dienen in erster Linie zur Bereitstellung chemischer Energie. Je nach Energiebedarf kann eine einzelne Zelle bis zu fünftausend dieser mikroskopisch kleinen Mitochondrien enthalten.

TCM, Zungendiagnostik und Akupunktur

Die traditionelle chinesische Medizin erfreut sich in Deutschland zunehmender Beliebtheit. Zu ihren Besonderheiten zählen unter anderem die Beurteilung der Zunge, der Pulsqualität sowie des Ohres. So war es den chinesischen Ärzten bereits vor drei- bis viertausend Jahren möglich, gemäß ärztlicher Standesregeln auch bei völlig bekleideten Patientinnen eine akkurate Diagnose zu stellen.

Die Erste Deutsche Klinik für Traditionelle Chinesische Medizin im künftigen Vorsorgekurort Bad Kötzting (Bayerischer Wald) hat hier Pionierarbeit geleistet. In Anerkennung ihrer medizinischen Erfolge wurde sie inzwischen von der chinesischer Regierung offiziell zum Lehrkrankenhaus der Universität Peking ernannt. Die wissenschaftliche Begleitung durch das deutsche Forschungsinstitut von Professor Melchart an der Technischen Universität München bestätigte die hervorragenden Erfolge, von denen auch der Autor selbst profitieren durfte. Danke dafür!

Die Anregung zum Buchkapitel lieferte ein Artikel in der „Ärztezeitung“ vom 2. Mai 2011 unter der Überschrift „Akupunkturnadel steckte in Lunge von Expräsident“. Darin heißt es unter anderem: „Eine 6,5 Zentimeter lange Akupunkturnadel haben Ärzte in Südkorea aus der Lunge des früheren

Präsidenten Roh Tae Woo entfernt. Der 78 Jahre alte Roh habe so viele Akupunkturanwendungen am ganzen Körper gehabt, dass seine Familie nicht sagen können, wie und wann die dünne Nadel in die Lunge geraten sei, berichtete die Zeitung ‚Joong-AngIlbo'. Experten rätseln jetzt über den Fund. „Selbst wenn er die Nadel geschluckt hätte, könnte sie nicht seine Lunge erreichen, sie würde im Hals stecken bleiben", wurde ein Sprecher des Verbandes der Koreanischen Orientalischen Medizin zitiert. Andere Länder – andere Sitten.

Die chinesischen Initialien von Dr. med. Sado Maso:

Lust 兴趣

Schmerz 兴趣

Das **Chi** ist der deutsche Begriff für **Qi**, welches in der traditionellen chinesischen Medizin für Lebensenergie steht.

Yin und Yang sind zwei Begriffe der chinesischen Philosophie. Sie stehen für Kräfte, die einander zwar diametral gegenüberstehen, sich jedoch gegenseitig anziehen.

Wer übrigens Informationen für die Durchblutungsstörung der Hände sucht, die mit Akupunktur behandelt wurde (oder eben auch nicht), der sei auf das Stichwort „Raynaud-Syndrom" im Pschyrembel oder das Publikationsverzeichnis der Universitäts-Hautklinik Tübingen verwiesen.

Die Hummel und das Hummelparadoxon

Die Hummeln sind eine zu den Bienen gehörende Gattung sozial lebender Insekten. Ein Hummelstaat besteht aus zwischen fünfzig und bis zu sechshundert Tieren sowie einer Königin. Die Hautflügler (Hymenoptera) haben einen Wehrstachel und gehören zu den Stechimmen (Wehrimmen). Biologisch falsch ist anzunehmen, Hummeln könnten überhaupt nicht stechen. Das können sie sehr wohl, aber sie warnen zuvor mit einer Abwehrreaktion und zielen mit einem Bein auf den Angreifer. Wenn es ernst wird, drehen sie sich auf den Rücken, zielen nun mit dem Stechapparat in Richtung des Angreifers und brummen laut. Dann erst stechen sie zu.

Hartnäckig hält sich in der populären Literatur die Legende, das eine Hummel nach den Gesetzen der Aerodynamik nicht fliegen könne. Die Geschichte kursierte an der Uni Göttingen Anfang der 1930er Jahre unter Studenten des renommierten Aerodynamikers Ludwig Prandtl. Es war ein Scherz, wurde aber begierig von der Presse verschlungen. Demnach hatte ein Biologe einen Aerodynamiker abends im Wirtshaus gefragt, warum eine Hummel fliegen könne. Da man nicht nur Steuern, sondern auch so etwas theoretisch auf Bierdeckeln und Ähnlichem ausrechnen können soll(te), war die Antwort genauso kurz wie im Text aufgeführt: Die Hummel hat 0,7 cm^2 Flügelfläche und wiegt 1,2 Gramm. Nach den Gesetzen der Aerodynamik ist es unmöglich, bei diesem Verhältnis zu fliegen. Dies wurde später als „Hummelparadoxon“ bekannt. Hinzugedichtet wurde meist: Da die Hummel die Gesetze der Aerodynamnik nicht kennt, fliegt sie trotzdem.

Charles Ellington erbrachte erst 1996 an der (britischen) Universität Cambridge den Nachweis, dass die Hummel beim Flügelschlag Wirbel erzeugt, die ihr den nötigen Auftrieb verleihen. Das „Hummelparadoxon“ fand seine Auflösung, wie man in Wikipedia und anderswo nachlesen kann.

Hummeldumm

So lautet der Titel eines Bestsellers von Tommy Jaud aus dem Jahre 2010. Neun Reisende unternehmen mit einem Bus eine Abenteuerreise ins Ungewisse und erleben dabei wirklich Abenteuerliches. Eventuelle Analogien zu Guidos Spaßmobil aus dem Bundestags-Wahlkampf und die aktuelle Situation „seiner“ Partei mit (nur noch) neun Mitreisenden sind nicht rein zufälliger Natur. „Erst schrill, dann still“, titelte die Kötztinger Umschau am 27. Dezember 2011. Alles Gute zum 50. Geburtstag, Guido, und weiterhin gute Reise!

Activ-Smell

Diese Geschichte beruht auf einer Reihe wahrer Begebenheiten. Wie so oft in der Medizin verläuft der wissenschaftliche Fortschritt in drei Stufen über zwanzig bis vierzig Jahre. Das ist der sogenannte Paradigmenwechsel nach Thomas S. Kuhn: Erst wird eine neue Idee verlacht, dann energisch bekämpft und zum Schluss als ganz selbstverständlich übernommen.
Bereits vor fünfundzwanzig Jahren durfte ich mich bei den jährlichen Naturheilkundekongressen in Freudenstadt im Schwarzwald von der Wirkung eines probiotischen Joghurts einer kleinen Molkerei, des „Bioghurts" der Firma Heierl, selbst überzeugen. Nachdem jahrelang diese Idee verpönt und ausgelacht wurde, weil doch angeblich diese „guten" Darmbakterien nicht durch den säurehaltigen Magen in den Darm gelangen könnten, also völlig nutzlos seinen, entdeckten plötzlich multinationale Konzerne vor wenigen Jahren dieses Thema exklusiv für sich. Und siehe da, auf einmal änderte sich die Einstellung auf ganz wundersame Weise:

Die Deutsche Gesellschaft für Verdauungs- und Stoffwechselkrankheiten (DGVS) hat in einer neuen Leitlinie zum Reizdarmsyndrom auch bestimmte Probiotika als therapeutische Option aufgenommen, namentlich auch Bifidobacterium animalis ssp. lactis DN-173 010, das in „Activia" von Danone enthalten ist („Praxis-Depeche" 4/2011). In einer aktuellen Studie mit eintausend Schichtarbeitern hat die probiotische Bakterienkultur Lactobacillus casei DN-114 001, die im Joghurtdrink „Actimel“ enthalten ist, die Abwehr der gestressten Schichtarbeiter nachweislich verbessert, wie Professor Meurer vom Institut für Immunologie Heidelberg erklärt hat (Bericht der „Ärztezeitung“, 31. März 2011; Publikation: J Am College of Nutrition 2010, 29 [5], S. 455).

Während aber in der ursprünglichen Idee im Bioghurt kein zugesetzter Zucker ist, so finden sich beispielsweise laut eines Berichts im „Stern“ vom 7. April 2011 in „Actimel“ vierzehn Stücke Würfelzucker pro Vierer-Becher (vier mal einhundert Gramm) und in „Activia“ achtzehn Würfelzucker pro Verkaufsgebinde (vier mal einhundertfünfzehn Gramm). Das konterkariert alle Bemühungen um einen gesunden Darm und eine kalorienarme gesunde Ernährung.
Das Verbraucherportal Foodwatch hat „Activia“ von Danone auf Platz 2 für die dreisteste Werbelüge des Jahres 2011 gewählt. Das Produkt erhielt dreiunddreißigtausendneunhunderteinundachtzig abgegeben Stimmen, was achtundzwanzig Komma neun Prozent entspricht.

Unangefochten an Platz 1 der Werbelügen liegt mit dreiundvierzig Komma fünf Prozent die „Milchschnitte“ von Ferrero.

Sie besteht zu fast sechzig Prozent aus Fett und Zucker. Damit stecken in einer Schnitte mehr Fett, Zucker und Kalorien als in einem Stück Schoko-Sahnetorte! Laut Anne Markwardt, Leiterin der Foodwatch-Kampagne gegen Etikettenschwindel, trägt Ferrero mit der irreführenden Werbung der „leichten Zwischenmahlzeit“ mit dazu bei, dass in Deutschland fünfzehn Prozent der Kinder als übergewichtig gelten. Den „Goldenen Windbeutel“ als Werbelüge des Jahres hat Ferrero 2011 nicht angenommen. Die Werbeaussage des Hersteller Ferrero lautet: „Schmeckt leicht. Belastet nicht. Ideal für Zwischendurch“. Sogar Märchen sind ehrlicher, wie die folgenden Erläuterungen zu „Schneewittchen“ zeigen.

Schneewittchen und die sieben Zwerge mit David und Goliath

Das medizinische Bindeglied der beiden Kapitel von den sieben Zwergen und David und Goliath ist eine menschliche Drüse: die Hypophyse. Sie steuert maßgeblich das Größenwachstum des Menschen. Bei den Zwergen ist es eine Unterfunktion, also zu wenig Wachstumshormon. Die Kleinwüchsigen wurden früher wegen Ihrer geringen Körpergröße oft im Bergbau eingesetzt, um den aufwendigen Stollenausbau möglichst niedrig zu halten. Durch die therapeutische Gabe von Wachstumshormonen kommen heute klinische Bilder des angeborenen Kleinwuchses viel seltener vor als früher. Bei Goliath liegt ein medizinisch gegenteiliges Krankheitsbild vor: ein Hypophysenadenom. Es handelt sich dabei um eine Wucherung der Drüse mit vermehrter Produktion von Wachstumshormonen. Das genaue Gegenteil wie im Fall der sieben Zwerge also. - Das Kapitel war bereits fertig geschrieben, als Thorsten Sträters Buch mit dem Titel „Der David ist dem Goliath sein Tod" bei Carlsen erschien. Die ursprüngliche Idee dazu lieferte Daniel Sick mit seinem Bestseller „Der Dativ ist dem Genitiv sein Tod".

Über Schneewittchen wissen wir aus Forschungsarbeiten von Karlheinz Bartels, Heimatforscher und ehemaligem Apotheker in Lohr, dass sie am 19. Juni 1729 als Maria Sophia geboren wurde. Ihr Vater, Freiherr Philipp Christoph von Erthal, war Direktor der Kurmainzerischen Spiegelmanufaktur.

Ein Porträt des sehr hübschen „Schneewittchens“ findet sich noch heute im Rokokosaal des Mainfränkischen Museums in Würzburg. Ihr Vater heiratete nach dem Tod der Mutter in zweiter Ehe Claudia Elisabeth von Reichenstein. Zum Konflikt mit der Stiefmutter kam es, weil Maria Sophia „gegen Arme und Notleidende im Geheimen mildtätig war“. Wie die Zeitschrift „Wissen und Staunen“ in ihrer Ausgabe 5/2011 berichtet, waren die Erzeugnisse der vom Vater geleiteten Spiegelmanufaktur mit Inschriften graviert – „Sie sind so schön wie das Licht“ ist ein Beispiel – und wurden deshalb im Volksmund als sprechende Spiegel bezeichnet. Im nahen Spessart lagen die Glashütten, und so kam der gläserne Sarg in das Märchen. Der Weg zu den Glashütten führte über sieben Berge mit mehr als fünfhundert Metern Höhe, in denen kleinwüchsige Bergleute Silber und Kupfer förderten, die sieben Zwerge hinter den sieben Bergen also.

Sie sehen: Es liegt sehr viel Wahrheit im Märchenland
– oft mehr als im Werbeland.

Arschgeweih

Es ist offenbar schon zum festen Ritual geworden, bestimmte Körperpartien zuerst mit nicht unbedenklichen Stoffen tätowieren zu lassen, um dann später mit einem ungleich höheren finanziellen Aufwand bei zahlreichen Lasersitzungen das Material wieder aus der Lederhaut ausschleusen zu wollen. Dabei wird es nie so schön, wie uns die Natur ursprünglich schuf – ohne eintätowiertes Arschgeweih eben.

Jede Epoche hatte dabei eigene Arten von Körperschmuck und nicht immer war dieser unbedenklich, genau so wenig wie heute eben auch. Unter dem Titel „Zuviel Blei im Samurai“ ist im „HautinForm“ 4/2011 ein Bericht zu lesen, der Hinweise aufführt, dass die bleihaltigen Körperbemalungen der japanischen Samurai-Krieger eine toxische Wirkung entfalteten.
Heute ist Blei obsolet, aber azohaltige Farbstoffe und Tätowierungslösungen mit Eisenoxidpigmenten schaffen ganz neue Probleme. Das dauerhafte Einbringen von Farbstoffen in die Haut erhöht beispielsweise die Allergiebereitschaft des Körpers. Und die Eisenpigmenthaltigen Lösungen können im Kernspin tatsächlich warm werden, wie Radiologen jüngst erklärt haben.
Da in Deutschland besonders viel geröntgt und „gekernspint“ wird, ist dieses Thema für uns heute besonders aktuell – und wird es noch eine Weile bleiben.

Segway am Vatertag ...

Allen Bekundungen, der Segway sei ein völlig ungefährliches Transportvehikel – auch beim gefürchteten Zusammenstoß mit Fußgängern –, sei die folgende Nachricht vom 28. September 2010 kommentarlos gegenübergestellt:

„London (dpa): Segway-Eigner stürzt mit Segway in den Tod. Der Inhaber der Firma Segway ist mit einem seiner Elektroroller über eine Klippe in den Tod gestürzt. Der zweiundsechzigjährige Jimi Heselden fiel am Sonntag in einen Fluß und starb. Jede Hilfe sei zu spät gekommen, sagte ein Polizeisprecher am Abend im nordenglischen Wethelby. Dort hatte sich das Unglück zugetragen.

Im Dezember vergangenen Jahres hatte Heselden die in den USA beheimatete Firma Segway Inc. gekauft. Das sich selbst balancierende Gefährt auf zwei parallelen Rädern ist auch in Deutschland zugelassen und wird zunehmend beliebter. Wie es zu dem Unfall kam, wußte die Polizei noch nicht zu sagen. Heselden war Multimillionär, er hatte ein Vermögen mit Schutzvorrichtungen für Soldaten verdient. (dpa)“

Backpulver-Allergie und Backhefe-Allergien

„Exogen-allergische Alveolitis nach Inhalation von Backhefepulver“, titelte das „Allergo Journal“ 20/2011 basierend auf einer Publikation von Gernhold und Sennekamp (erschienen in: Allergologie 2010 [33], S. 579 - 580). Hier handelt es sich bei einer Patientin, die immer wieder unter Husten, Atemnot und Schüttelfrost litt, um eine seltene Antikörperbildung auf Backhefe und um eine bislang nicht beschriebene Berufskrankheit infolge Sensibilisierung gegen Hefepulver als ein tätigkeitsbedingt auftretendes Allergen. Beschwerden traten immer nur dann auf, wenn sie beruflich bedingt Backpulver abgefüllt hatte. Im beschriebenen Fall im „Memory“-Kapitel waren alle allergologische Abklärungen unauffällig verlaufen.

Fazit: Der menschliche Wille kann Berge versetzen oder auch mal den Notarzt.

Das Boris-Phänomen und „Küssen verboten"

In der Ausgaben vom 31. Dezember 2011 der „Kötztinger Umschau" heißt es:

„EU: So viele uneheliche Kinder wie nie zuvor

Luxemburg/Brüssel (dpa). In Europa werden so viele uneheliche Kinder geboren, wie nie zuvor. Der Anteil der unehelichen Geburten hat in den 27 EU-Staaten inzwischen den Rekordwert von 37,4 Prozent erreicht – das ist doppelt so viel wie vor zwanzig Jahren. Das geht aus dem neuen Jahrbuch der europäischen Statistikbehörde Eurostat hervor. In Deutschland hatte demnach 2009 fast jedes dritte Baby eine unverheiratete Mutter (32,7 Prozent). EU-weit ist der Anteil in Estland am höchsten (59,2 Prozent), am niedrigsten in Griechenland (6,6 Prozent)."

Womit wir mit einem Brückenschlag wieder beim deutschen Lieblingsthema „Griechenland" wären. Und, um mit einer beliebten deutschen Sonntagszeitung abzuschließen:
Die letzte Meldung geht gut aus! ■

Danksagung

Meiner Frau Ute und meinen drei Töchtern gebührt besonderer Dank für ihr Verständnis für meine hauseigenen Experimente (zum Beispiel mit der Waschmaschine und den in die Erdumlaufbahn oder sonst wohin verschossenen Socken), für Recherchen und Literaturarbeiten. Danke! Ohne Eure grenzenlose Solidarität gäbe es dieses Buch ganz sicher nicht!

Folgenden ehemaligen und noch amtierenden Dozenten und lieben Berufskollegen an der Universität Tübingen danke ich für Ideen, Anregungen und Themenvorschlägen zu den einzelnen Kapiteln: Professor Lischka als pensioniertem Leiter des Allergielabors an der Hautklinik Tübingen für die Anregung zum Kapitel Memory und Backpulverallergie, Professor Lüders für seine Vorlesungen mit dem Praxisteil Kreuzallergie bei Schneewittchen und Professor Seiff für seine internistische Interpretation der biblischen Erzählung von David und Goliath. Die genialen Operateure Professor Breuninger und Oberarzt Dr. Schippert transplantierten seinerzeit als einige der Ersten Eigenfett („Die Fettzelle vergisst nichts").

Auf meine erfüllten Berufsjahre beim Ärztlichen Direktor Professor Rassner in „seiner" Tübinger Universitäts-Hautklinik als Privatassistent und später als habilitierter Hautarzt blicke ich mit großer Dankbarkeit zurück. Ebenso auf das studentische Verbindungsleben in der akademischen Studentenverbindung

Stuttgardia am Österberg – mit Paul, den „Blutsbrüdern“ und Bundesschwestern: „Vivat, crescat, floreat!“ Dank auch an „Doc“ Johannes Wessolly und Hirnforscher Charly Elmer.
Außerdem danken möchte ich Susanne für die geheime Currywurst-Studie, meinem lieben Praxiskollegen Dr. Eberhard Liss für seine orthopädische Beratung und ausschmückende Ideen im Segway-Kapitel, Ranga Yogeshwar für die Anregungen zum Socken-Malaria-Kapitel und Jürgen von der Lippe für die prosaische Ausschmückungn des anklopfenden Viertelpfünders im Kapitel „Aktiv-Smell“. Die letzten beiden moderierten Fernsehsendungen, die sich offenbar tief in mein Unterbewusstsein eingegraben haben – ich weiß zwar noch den Inhalt, kann aber nicht mehr nachvollziehen, welche Sendung wann und wo ausgestrahlt wurde; hierfür bitte ich um Nachsicht.
Dank gebührt meinem ehemaligen Biologielehrer Dr. Guntolf Tiemann, Antje und Georg Reuter, Christoph Blass und Dr. Stefan Hager, meinem Augenarztkollegen Dr. Uli Richter aus Regensburg und den Zahnärzten Dr. Wolfgang Funk und Dr. Erich Wühr aus Bad Kötzting. Sie haben sich nicht gescheut, die Kapitel Probe zu lesen und Ideen zu liefern!
Ein herzlicher Dank geht auch an meine beiden Sekretärinnen Monika Hollmeier und Petra Ellmaurer, die mir jederzeit tatkräftig zur Seite stehen.

In der weiteren Manuskriptarbeit bis zur Fertigstellung des Buches kommt meiner Regensburger Lektorin Dr. Barbara Polaczek (nein, nicht schon wieder eine Medizinerin) ein besonderer Dank zu.

Für die Planung der Buchproduktion und das unternehmerische Risiko zeichnet freundlicherweise die RM-Medienagentur in Cham mit Ihren beiden Leitern Matthias Meyer und Charly Dischler, sowie die Mediengestalterin Nadine Hörmann verantwortlich.

Die Bilder von Erich Rauschenbach zeigen uns Menschen so, wie wir sind, mit unseren Stärken und Schwächen und auch im Miteinander von Frau und Mann in guten und gelegentlich auch in schlechten Tagen – das soll ja auch mal vorkommen.

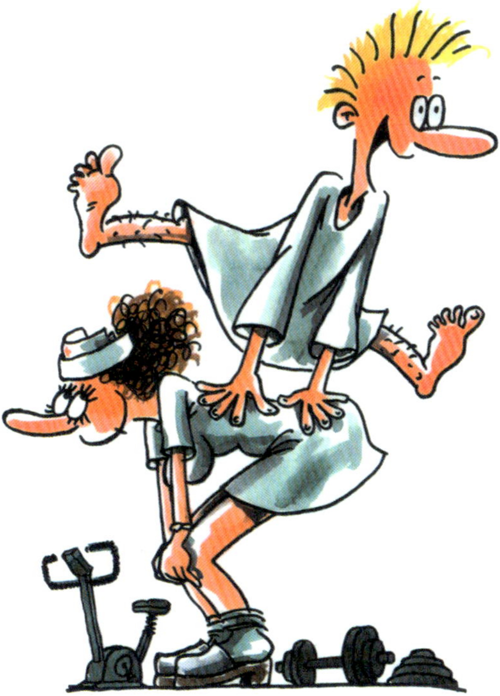

In vielem erkennen wir uns jetzt schon wieder, in manchem vielleicht einmal später, wenn die Badehose Stück um Stück enger wird. Seit vielen Jahren begeisterten mich die Graphiken von Erich Rauschenbach. Gemeinsam mit ihm zusammen ein solches Buch entwickeln und auch gestalten zu dürfen, ist ein unbeschreibliches Glücksgefühl!

Ihnen als Leser ein Dankeschön, dass Sie zu diesem Buch gegriffen haben. Kinder lachen im Durchschnitt vierhundert Mal am Tag, Erwachsene nur noch fünfzehn Mal. Manche Erwachsene auch gar nicht oder noch sogar weniger – man spricht dann vom Minus-Lachen. Mögen diese Geschichten im Buch dazu beitragen, dass Sie komplexe Sachverhalte besser verstehen, wieder neue Themen im Freundeskreis diskutieren und wie befreit auch ein Mal oder mehrmals herzhaft lachen können. Denn Lachen ist die beste Medizin – ganz ohne Nebenwirkungen. Fragen Sie Ihren Arzt oder Apotheker oder glauben Sie es uns einfach!

Herzlichst Ihr

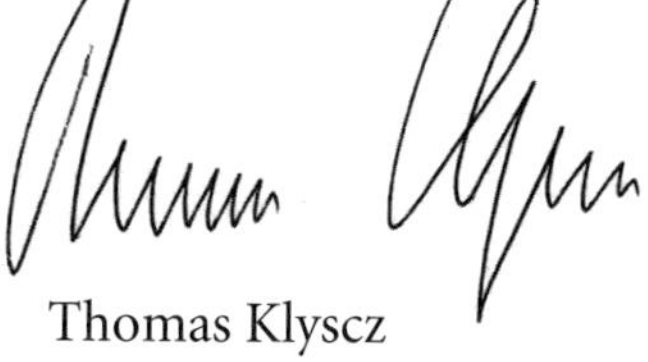

Thomas Klyscz

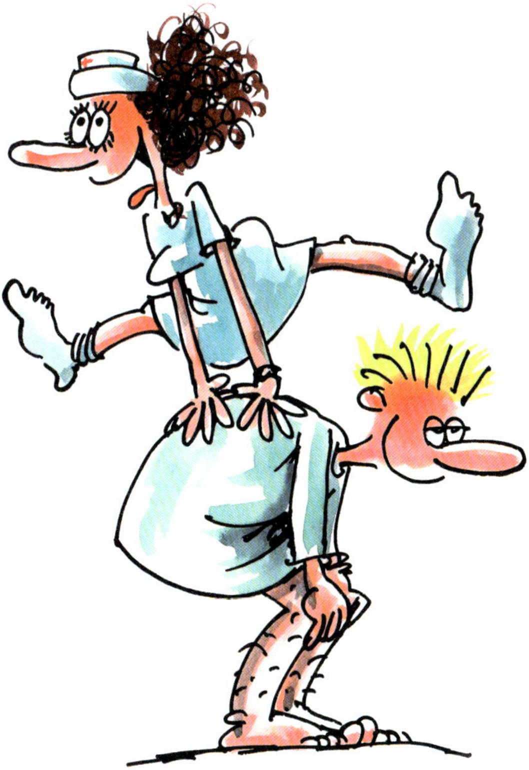

Neues vom Doc!
Ein Geschenk für alle, die sie kennen –
oder erst noch kennenlernen werden ...

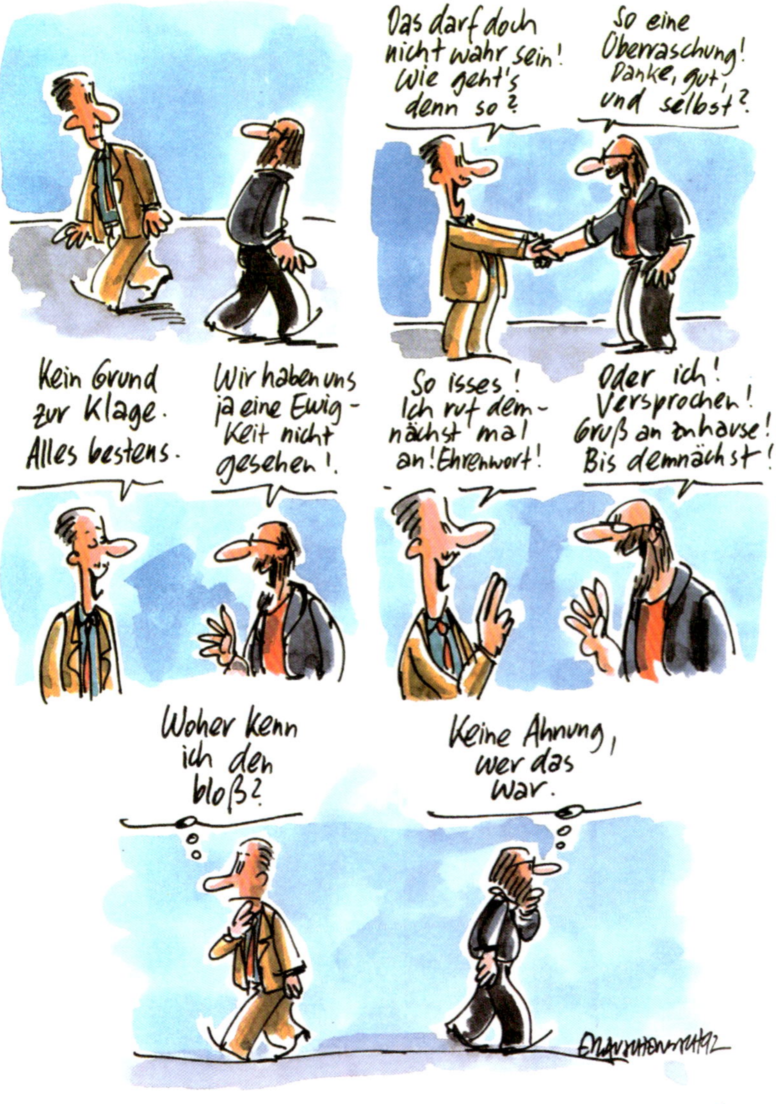
Das darf doch nicht wahr sein! Wie geht's denn so?
So eine Überraschung! Danke, gut, und selbst?
Kein Grund zur Klage. Alles bestens.
Wir haben uns ja eine Ewigkeit nicht gesehen!
So isses! Ich ruf demnächst mal an! Ehrenwort!
Oder ich! Versprochen! Gruß an zuhause! Bis demnächst!
Woher kenn ich den bloß?
Keine Ahnung, wer das war.